ARCHIV FÜR TIERERNÄHRUNG

UNTER MITWIRKUNG VON

Prof. Dr. Dr. W. Lenkeit, Göttingen. Prof. Dr. K. Nehring, Rostock
Prof. Dr. Dr. Dr. h. c. Dr. h. c. Dr. h. c. A. Scheunert, Potsdam-Rehbrücke
Prof. Dr. Dr. W. Wöhlbier, Stuttgart-Hohenheim

HERAUSGEGEBEN VON

ERNST MANGOLD

Prof. Dr. med. Dr. phil. Dr. med. vet. h. c. Dr. agr. h. c. Dr. agr. h. c.
Direktor em. des Instituts für Tierernährungslehre
der Humboldt-Universität Berlin

4. BAND
Ausgegeben am 1. 10. 1954
HEFT

3

AKADEMIE-VERLAG · BERLIN

ARCH. TIERERNÄHRUNG · 4. BAND NR. 3 · S. 145–196 · BERLIN · 1. OKTOBER 1954

INHALT

Das Archiv für Tierernährung erscheint zweimonatlich in Heften zu 64 Seiten im Format 17,5 × 25 cm. Der Preis des Heftes beträgt DM 8,50. 6 Hefte werden zu einem Band vereinigt. Der Besteller muß sich zur Abnahme eines Bandes verpflichten. Die Hefte werden jeweils einzeln berechnet. Im Jahre erscheint nicht mehr als 1 Band. Bestellungen werden direkt an den Akademie-Verlag GmbH., Berlin W 8, Mohrenstraße 39 oder über eine wissenschaftliche Buchhandlung erbeten.
Manuskriptsendungen — zugelassen sind die vier Kongreßsprachen — sind an den Herausgeber, Herrn Prof. Dr. Ernst Mangold, Berlin N 4, Invalidenstr. 42, zu richten. Mit der Veröffentlichung geht das alleinige Verlagsrecht an das Archiv für Tierernährung über. Daher müssen Arbeiten, die bereits an anderer Stelle veröffentlicht worden sind, zurückgewiesen werden. Die Verfasser verpflichten sich, Manuskripte, die vom Archiv für Tierernährung angenommen worden sind, nicht an anderer Stelle zu veröffentlichen.
Die Verfasser erhalten von größeren wissenschaftlichen Arbeiten 50 Sonderdrucke unentgeltlich. Den Manuskripten beiliegende Zeichnungen müssen sauber, in zweifacher Größe ausgeführt sein. Wenn sie nicht voll reproduktionsfähig nach den Vorschriften des Normblattes DIN 474 eingereicht werden, ist die Beschriftung nur mit Bleistift einzutragen. Zur Herstellung von Netzätzungen sind nur einwandfreie Photographien brauchbar.
Für alle Literaturzitate sind die Vorschriften des Normblattes DIN 1502 und 1502 Beiblatt I maßgebend. Die Zitate müssen den Verfasser (mit den Anfangsbuchstaben der Vornamen), den vollständigen Titel der Arbeit und die Quelle mit Band, Seitenzahl und Erscheinungsjahr enthalten. Das Literaturverzeichnis soll alphabetisch geordnet sein.

Herausgeber und verantwortlich für den Inhalt: Prof. Dr. med. Dr. phil. Dr. med. vet. h. c. Dr. agr. h. c. Dr. agr. h. c. Ernst Mangold, Berlin N 4, Invalidenstraße 42 (Fernruf 42 96 64). Verlag: Akademie-Verlag GmbH., Berlin W 8, Mohrenstraße 39 (Fernruf: 20 03 86); Postscheckkonto: 350 21. Bestell- und Verlagsnummer dieses Heftes: 1010/IV/3. Das Archiv für Tierernährung erscheint vorläufig jährlich in 1 Band zu 6 Heften. Bezugspreis je Einzelheft DM 8.50, ausschließlich Porto und Verpackung. Satz und Druck: Robert Noske, Borna (Bez. Leipzig). Veröffentlicht unter der Lizenz-Nr. 1213 des Amtes für Literatur und Verlagswesen der Deutschen Demokratischen Republik. Printed in Germany.

Aus dem Institut für Tierzucht und Milchwirtschaft an der Justus Liebig-Hochschule Gießen
(Direktor: Prof. Dr. L. KRÜGER)

KLAUS HESSELBARTH

Untersuchungen über Freßlust, Futteraufnahmevermögen und Futterverwertung bei Milchkühen *

Inhalt

*) Die Arbeit wurde mit Unterstützung des Landwirtschaftlichen Forschungsrates durchgeführt, wofür auch an dieser Stelle gedankt wird.

I. Möglichkeiten zur Steigerung der tierischen Erzeugung

Ein wirksames Mittel zur Steigerung der tierischen Erzeugung ist die Betriebsorganisation. Durch Veränderung des Kulturartenverhältnisses, entsprechenden Zwischenfruchtbau und richtige Besatzdichte an Vieh sind optimale äußerliche Verhältnisse für die Veredlungswirtschaft über den Rindermagen zu schaffen, wie sie WOERMANN ([69] S. 277), NICOLAISEN ([48] S. 377), BÜNGER ([10] S. 238) und HENRICHS ([28] und [1] S. 63) fordern.

Auch die Steigerung der Flächenerträge bietet noch Möglichkeiten für eine Erhöhung der tierischen Erzeugung. Welchen Umfang die angestrebten Ertragssteigerungen für eine 80%-ige Selbstversorgung haben und welche besondere Aufgabe dabei dem Grünland zufällt, zeigt GROH ([22] S. 638) in seinen Untersuchungen.

Die Arbeitsproduktivität, besonders in der Futterwirtschaft, ist ebenfalls noch einer erheblichen Steigerung fähig. Dabei spielt der Unterschied zwischen Grünland- und Hackfruchterträgen eine große Rolle. Durch Verringerung des Lohnkontos, also Mechanisierung, oder durch Steigerung der Erträge ist eine Erhöhung des Betriebseinkommens als Grundlage für zweckmäßige Betriebsverbesserungen möglich (WOERMANN [68], RIES [50] und HARRACH [25]).

Eine letzte und entscheidende Möglichkeit zur Erhöhung der tierischen Erzeugung bietet die Auswahl bester Futterverwerter. Um das Futter im günstigsten Sinne verwerten zu können, muß es erst von den Tieren aufgenommen werden. Damit gewinnen die Probleme der Futteraufnahme in diesem Zusammenhange großes Interesse.

Bei seinen Untersuchungen an wachsenden Tieflandrindern ist WITT ([66] S. 268) auch der Frage der Futteraufnahme und Futterverwertung nachgegangen. Das Ergebnis faßt er in folgende Worte zusammen: „Das Futteraufnahmevermögen der Tiere unterliegt großen Schwankungen. Tiere, die sich durch eine gute Futteraufnahme auszeichnen, werden auch in der Zeit vorher und nachher gute Fresser sein. Die guten Gewichtszunahmen werden von den Tieren erreicht, die viel Futter bewältigen können. Die manchen Tieren nachgerühmte gute Futterverwertung beruht also auf einem besonders guten Futteraufnahmevermögen. Der gute „Futterverwerter“ wird fast stets ein guter Fresser sein.“

Diese Dissertation soll einen Beitrag zu dem Problem der Steigerung der tierischen Erzeugung liefern, indem einige Fragen der Futterverwertung vom Standpunkt der Freßlust und der Höchstaufnahmefähigkeit bei Milchkühen untersucht werden.

II. Fragestellung

Die spärlichen Ergebnisse ähnlicher Untersuchungen lassen neben vielen anderen für diese Arbeit die folgenden Fragen offen:

1. Welche Gesetzmäßigkeiten bestehen zwischen Freßlust und Futteraufnahme?
2. Besteht eine Möglichkeit zur Schaffung eines einheitlichen Begriffes für die Freßlust auf Grund bestehender Gesetzmäßigkeiten?

3. Welche Einflüsse verändern die Freßlust?
4. Bestehen Beziehungen zwischen Freßlust und Futterverwertung?

III. Bisherige Arbeiten zur Frage der Freßlust, des Futteraufnahmevermögens und der Futterverwertung

1. Die aufgenommene Futtermenge als Maßstab.

Die Erforschung der Freßlust und der Futteraufnahme bei Rindern hat erst verhältnismäßig spät eingesetzt. Die Fragen tauchten zu dem Zeitpunkt auf, als die steigenden Leistungen unserer Kühe eine vermehrte Nährstoffaufnahme erforderlich machten. Damit wirkten sich die Freßlust und das Aufnahmevermögen in immer stärkerem Maße als begrenzende Faktoren aus und lenkten den Blick auf diese Probleme. Im Laufe der Zeit bildete sich als Maßstab für die Freßlust diejenige Futtermenge heraus, die von den Tieren in 24 Stunden aufgenommen wird. Als Maßeinheiten stehen die Futtertrockenmasse und der Ballast zur Verfügung. Der Begriff der Futtertrockenmasse wurde von KELLNER eingeführt (FISSMER [19] S. 103). Es ist diejenige Menge eines Futtermittels, ausgedrückt in g, die nach Entfernung des Wassers von einem kg Substanz zurückbleibt. Mit diesem Begriff läßt sich das Aufnahmebedürfnis und die Sättigung eines Tieres bestimmen, obgleich BRÜGGEMANN ([8] S. 296) zeigt, daß dieser Begriff nur unvollkommen ist. Bei seinen Versuchen mit Kälbern hat sich ergeben, daß die Futteraufnahme, gemessen in Trockenmasse, bis etwa 1½ Jahre ansteigt, um später wieder abzusinken. Die aufgenommene Ballastmenge wird dagegen mit zunehmendem Alter laufend größer.

Der Begriff Ballast wurde von LEHMANN ([37] S. 155) in die Tierernährung eingeführt. Er glaubt die Aufnahmefähigkeit und die Freßlust eines Tieres durch die in 24 Std. aufgenommene unverdauliche organische Substanz eines Futtermittels kennzeichnen zu können. Der Begriff des Ballastes ist jedoch stark umstritten und wird von vielen Forschern als Maßstab für die Futteraufnahme abgelehnt. So stellte BÜNGER ([10] S. 341) fest, daß die tägliche Futteraufnahme bei einem Tier zwischen 1,5 und 5,5 kg Ballast schwanken kann. Auch FISSMER ([19] S. 103) und KELLNER ([31] S. 201) kommen bei ihren Untersuchungen zu dem Schluß, daß die Bedeutung des Ballastes als Wertmaß für die Sättigungswirkung der Futtermittel in der wissenschaftlichen Tierernährungslehre nicht aufrecht erhalten werden kann. Zur Regulierung der Verdauung beim Wiederkäuer halten sie aber eine bestimmte Ballastmenge für unbedingt erforderlich.

Obgleich BRÜGGEMANN ([8] S. 367) sowohl der Trockenmasse als auch dem Ballast nur eine bedingte Fähigkeit zuspricht, die ernährungsphysiologischen Vorgänge im Organismus genau zu kennzeichnen und das Futtervolumen auszudrücken, hat sich der Begriff der Trockenmasse als Vergleichsmaßstab durchgesetzt. In den Fütterungsnormen der D.L.G. [2] wird die Trockenmasse als einziges Kennzeichen des Futtervolumens verwendet.

Die bisherigen Untersuchungen über den täglichen Bedarf an Futtertrockenmasse bis zur Sättigung zeigen bei Milchkühen große Schwankungen. Diese

Tatsache spielt bei der Zusammenstellung von Futterrationen eine entscheidende Rolle. Die Rationen sollen so zusammengestellt sein, daß mit den erforderlichen Nährstoffen die physiologische Sättigung dann erreicht ist, wenn durch Zufuhr eines bestimmten Futtervolumens die mechanische (Ballast-)Sättigung eingetreten ist (SCHARRER [53] S. 68 und BRÜGGEMANN [8] S. 296).

2. Die Gesetzmäßigkeiten der Freßlust.

Die weiten Spannen bei den in der Literatur zu findenden Angaben über die erforderlichen Mengen an Trockenmasse bis zur Sättigung sind auf Zusammenhänge zurückzuführen, die zwischen dem Aufnahmebedürfnis und dem Körpergewicht sowie der Milchleistung gefunden worden sind bzw. von einigen Autoren angenommen werden. Nach SVOBODA ([62] S. 168) fordert KELLNER für 1000 kg Lebendgewicht 20 bis 32 kg Trockenmasse, während KÜHN 18 bis 32,5 kg verlangt. Damit wird von diesen Autoren ein Erhaltungsbedarf an Trockenmasse gefordert, der sich linear mit dem Gewicht verändert, RUBNER, MØLLGAARD, HOGAN und auch HANSEN ([24] S. 636) glauben dagegen, daß der Erhaltungsbedarf an Trockenmasse zwar mit dem Lebendgewicht veränderlich, die Menge aber von dem Verhältnis zur Oberfläche abhängig ist. Damit ist der Bedarf bei kleineren Kühen absolut immer geringer als bei großen Tieren. Je Gewichtseinheit ist die erforderliche Menge an Trockenmasse bei kleineren Tieren aber größer (SVOBODA [62] S. 169).

MURRAY ([45] S. 574) ist der Auffassung, daß die Trockenmasse ein brauchbarer Maßstab zur Bestimmung des Futtervolumens und des Fassungsvermögens der Tiere ist. Er lehnt aber ebenso wie auch WOOD, die recht unterschiedlichen Angaben von WOLF-LEHMANN, KELLNER und ARMSBY ab, da die Berechnung auf 1000 kg Lebendgewicht bezogen und dabei eine lineare Funktion zwischen Trockenmassenbedarf und Lebendgewicht angenommen wird. Er glaubt den Beziehungen zwischen Trockenmassenbedarf und Lebendgewicht dadurch nahe zu kommen, daß er die erforderliche Menge nach der Formel $y = 0{,}016x + 6{,}5$ berechnet. (y = gesuchte Menge an Tr. M. zu x = dem Lebendgewicht in lbs ausgedrückt. 1 lbs = 452 g).

SVOBODA [62] versucht den täglichen Bedarf an Futtertrockenmasse bei der von ihm angenommenen Abhängigkeit zwischen Lebendgewicht und Milchleistung genau zu berücksichtigen, um damit bei den Tieren eine optimale physiologische und mechanische Sättigung zu erreichen.

Das Bedürfnis der Tiere zur Aufnahme größerer Mengen an Futtertrockenmasse mit steigenden Leistungen wird besonders von BRODY [7] vertreten. Er macht dafür ein physiologisches Hungergefühl bei den Tieren verantwortlich, das durch die vermehrte Milchleistung hervorgerufen wird und die Tiere zur gesteigerten Futteraufnahme anregt. Bei Milchkühen und Mastrindern konnte BRODY Unterschiede in der Futteraufnahme feststellen. Er vermutet daher auch bei Rindern einen Einfluß eines physiologischen Bedarfes auf die Freßlust und steht damit im Gegensatz zu der Auffassung von MEHNER (nach STAMPA [61]). Es bleibt weiteren Untersuchungen vorbehalten, diese Frage zu klären.

Die Begrenzung der Futteraufnahme und das unterschiedliche Eintreten der Sättigung bei den einzelnen Tieren lenkt zwangsläufig auch den Blick auf die

Größe des Verdauungsraumes. Es ist anzunehmen, daß das Gefühl der Sättigung, soweit die mechanische Füllung der Verdauungsorgane dazu beiträgt, bei den Tieren mit einem kleinen Fassungsvermögen eher eintritt als bei Tieren mit einem großen Verdauungsraum. Die Größe des Magens als begrenzender Faktor für die Futteraufnahme ist nach SCHRÖDER (nach STAMPA [61]) nur bei Wildtieren gegeben. Dagegen glaubt PETERSEN (nach STAMPA), daß das Aufnahmevermögen wesentlich durch die Größe des Verdauungsraumes bestimmt wird.

LEHMANN (nach FISSMER [19] S. 105) nimmt an, daß die Spannung der Bauchdecke für die Erzeugung des Sättigungsgefühles wesentlich ist.

Diesen Untersuchungen stellt sich aber eine Schwierigkeit entgegen. Die Größe des Verdauungsraumes läßt sich beim lebenden Tier höchstens aus den äußeren Maßen ableiten. Sie kann aber, trotz gleicher äußerer Maße, durch Unterschiede der Haut und Rippendicke, durch verschieden starke Fetteinlagerungen (LEHMANN [37] S. 157), durch unsichtbare Abweichungen im Bau des Skelettes und schließlich durch verschiedene Lage und Größe der inneren Organe erhebliche Abweichungen aufweisen. Einen Hinweis auf die unterschiedliche Größe der inneren Organe geben die Untersuchungen von STAMPA ([61] S. 56). Er stellt fest, daß das relative Gewicht z. B. von Herz und Lunge bei leichteren Tieren erheblich größer ist als bei schweren.

Trotz dieser Schwierigkeiten zeigen die Untersuchungen von BRÜGGEMANN ([8] S. 296), daß Tiere mit besonders guter Breiten- und Tiefenentwicklung der Brust befähigt sind, überdurchschnittlich große Mengen ballastreichen Futters aufzunehmen. Auch WITT ([66] S. 604) kommt zu dem Ergebnis, daß Tiere mit der „tiefen Rippe“ gute Fresser sind.

Diese Zusammenhänge werden bei der Tierbeurteilung berücksichtigt, in der Annahme, daß damit den Gegebenheiten der Freßlust und der Futterverwertung genügend Rechnung getragen ist.

Die bisherigen Untersuchungen zu dieser Frage zeigen, daß die Freßlust eines Tieres anscheinend von physiologischen und mechanischen Faktoren beeinflußt wird, und daß vermutlich ihr günstiges Zusammentreffen die Voraussetzung für eine optimale Freßlust ist. Bisher gibt es noch kein brauchbares Mittel, das eine schnelle und einfache Feststellung dieser wichtigen Eigenschaft gestattet.

3. Einflüsse, die die Freßlust verändern.

Die Freßlust der Tiere kann durch eine Anzahl innerer und äußerer Faktoren verändert werden. Zu einer häufigen Beeinflussung kommt es durch Störungen des Allgemeinbefindens. Bei Erkrankungen der Tiere geht die Futteraufnahme meistens stark zurück. DEICKE ([14] S. 115) weist in diesem Zusammenhang z. B. auf Verdauungsstörungen hin, die bei manchen Tieren sogar bei zweckmäßiger Fütterung leicht auftreten können. Bei der Brunst werden oft ähnliche Erscheinungen einer verminderten Freßlust beobachtet. In der Schweinemast treten zu diesen Zeiten Störungen in der Gewichtsentwicklung ein, die durch Kastration der Tiere ausgeschaltet werden können.

Die Freßlust ist bei manchen unserer Haustiere auch durch Futterneid zu beeinflussen. BAYER ([4] S. 1) stellte bei Hühnern fest, daß durch Gruppenfütterungen oder Anwesenheit hungriger Artgenossen mehr Futter als bei Einzelfütterung verzehrt wird. Gleiche Beobachtungen konnten auch bei Schafen gemacht werden [16]. Bei Rindvieh sind Untersuchungen zu dieser Frage unbekannt.

Sicherlich spielt auch die Umwelt eine große Rolle in der Beeinflussung der Freßlust. Bei den meisten Autoren wird eine Umwelteinwirkung an der Leistung beobachtet. Aus den Ergebnissen ist jedoch nicht klar zu ersehen, ob es sich um physiologische Leistungsbeeinflussungen handelt (STAFFE [60]) oder ob die Freßlust verändert gewesen ist. Es sind auch Temperatureinflüsse bei Leistungsveränderungen beobachtet worden, auf die EHRENBERG ([18] S. 105) hinweist. Bei Temperaturermittlungen in unmittelbarer Nähe von aufgestallten Kühen konnte er große Abweichungen von der durchschnittlichen Stalltemperatur feststellen. Bei Hühnern fand WARREN (nach STAMPA [61]), daß eine Temperaturerhöhung von 15,5 Grad auf 32 Grad eine um 26 % verringerte Futteraufnahme zur Folge hatte. Deutlich sichtbar und sehr störend wirkt sich ein Wechsel der Umgebung auf die Freßlust aus. Tiere, die in einen anderen Stall verkauft werden, zeigen in den ersten Tagen mehr oder weniger starke Erscheinungen von Heimweh und lassen dadurch in der Futteraufnahme entsprechend nach.

Den stärksten Einfluß auf die Freßlust vermögen die Futtermittel auszuüben. Obgleich diese Tatsache in der Praxis weitgehend bekannt ist, gibt es nur wenige Untersuchungen zu dieser Frage.

Untersuchungen von BAYER ([4] S. 1) an Hühnern haben gezeigt, daß die einzelnen Futtermittel sich einer ganz bestimmten Beliebtheit erfreuen, die von Tier zu Tier wechselt. Mais steht dabei an erster, Roggen an letzter Stelle. Es hat sich weiter herausgestellt, daß das Mischen von Futtermitteln steigender Beliebtheit eine Steigerung der Freßlust bewirkt, die umso größer ist, je mehr Komponenten die Mischung enthält. Gleiche Beobachtungen konnte auch HINKE (nach STAMPA [61]) machen. Er stellte außerdem fest, daß die Futteraufnahme durch beliebte Futtermittel völlig unabhängig von der Größe des Verdauungsraumes gesteigert werden kann.

Bei Rindvieh untersuchte FISSMER ([19] S. 95) einige dieser Fragen. Er machte dabei die interessante Feststellung, daß bei gern gefressenen Futtermitteln die Mengenaufnahme erhöht und gleichzeitig die Freßgeschwindigkeit beschleunigt wird, ohne jedoch näher auf diese Zusammenhänge einzugehen. Gleiche oder ähnliche Beobachtungen machten auch SCHADE ([52] S. 34) und HANSSON (nach FISSMER [19]).

Über die Wirkung von Duft- und Aromastoffen auf die Freßlust herrschen ganz unterschiedliche Ansichten, soweit es sich um Versuche handelt, die diese Fragen durch Zusatz künstlicher Stoffe zu lösen versuchen. WEINBUCH [65] gibt z. B. in seinem Rezeptbuch verschiedene „Milchpulver“ an, die durch ihre Bestandteile an Salzen, Kalmus, Fenchel usw. einen günstigen Einfluß auf die Freßlust ausüben sollen. Von HANSEN ([23] S. 542) werden derartige Zusatzstoffe schon 1922 erwähnt und, ebenso wie von KELLNER ([31] S. 197), als völlig unbrauchbar abgelehnt. Dagegen glaubt NEHRING ([47] S. 103) diesen Mitteln ein zeitlich begrenzte Wirkung zuschreiben zu können. Von der Futtermittelindustrie werden in ihren Produkten immer wieder Geschmacksstoffe erwähnt, deren genaue Zusammensetzung meistens nicht angegeben wird (z. B. Schweinemastfutter „Procomine S" der Gesellschaft für Leistungsfutter m. b. H., [21] S. 3).

Auch die Form der verabreichten Futtermittel und gewisse fütterungstechnische Maßnahmen scheinen einen Einfluß auf die Freßlust auszuüben. Bei Hühnern stellte BAYER ([4] S. 1) fest, daß die Tiere ganze Reiskörner in größerer Menge und viel schneller aufnehmen als Bruchreis. Die Tiere fressen ebenfalls besser, wenn sie das Futter auf einer weichen Unterlage bekommen. Bei Hühnern wirkt auch ein mehrmaliges Nachschütten von Futter stark anregend auf die Freßlust. Ergebnisse über derartige Untersuchungen an Rindern liegen nicht vor. Dagegen ist von einigen Autoren die sättigende Wirkung größerer Wassermengen geprüft worden. BÜNGER ([10] S. 34) und FISSMER ([19] S. 1) konnten dabei keinen Einfluß feststellen. Die aufgenommenen Mengen an Futtertrockenmasse waren bei der Verfütterung von wasserhaltigem Grünfutter nicht kleiner als bei Gaben von Kraftfutter und Heu. BRÜGGEMANN ([8] S. 367) glaubt dagegen nach seinen Ermittlungen dem Wasser eine sättigende Spontanwirkung zuschreiben zu können.

4. *Zusammenhänge zwischen Freßlust und Futterverwertung.*

Vor einer Untersuchung der Beziehung zwischen Freßlust und Futterverwertung bei Milchkühen bedarf es einer Erläuterung des Begriffes. BIEDERMANN [5] und STAMPA [61] unterscheiden zwischen der Gesamtfutterverwertung und der physiologischen Futterverwertung. Danach ist die Gesamtfutterverwertung einer Milchkuh der Ausdruck für den wirtschaftlichen Nutzen eines Tieres, der aus der Gegenüberstellung von Gesamtfutteraufwand zu einer bestimmten Leistung entsteht. Für eine gute oder schlechte Gesamtfutterverwertung eines Tieres sind folgende fünf Faktoren in ihrer wechselseitigen Beeinflussung verantwortlich:

1. Die Leistung: Mit steigender Leistung und gleichbleibenden oder sogar sinkenden Aufwendungen ist eine Verbesserung der Gesamtfutterverwertung verbunden. Die naheliegendste Möglichkeit zur Verbesserung der Gesamtfutterverwertung ist damit die Erhöhung der absoluten Milchleistung. Dabei ist unwesentlich, daß einzelne Rekordleistungen erzielt werden. Volks- und privatwirtschaftlich ist eine solide Dauerleistung anzustreben, die hohe Fruchtbarkeit und Gesundheit bei langer Nutzungsdauer verbürgt.
2. Das Gewicht: Mit wechselndem Lebendgewicht ist ein unterschiedlicher Erhaltungsbedarf verbunden. Die Gesamtfutterverwertung steigt mit fallendem Gewicht. Angenommen, zwei Tiere unterscheiden sich dadurch voneinander, daß Tier A 500 kg wiegt, während Tier B 600 kg schwer ist, dann bedeutet das einen täglichen Bedarf an Erhaltungsfutter von 3000 bzw. 3388 Stärkeeinheiten (St. E.). In 100 Tagen müßte da-

nach das Tier B bereits 145 l Milch mehr geben als A, um eine gleiche Gesamtfutterverwertung zu erreichen. Diese zwangsläufig höhere Belastung der Leistung durch einen vermehrten Aufwand an Erhaltungsfutter wird teilweise durch einen größeren Schlachterlös ausgeglichen. Jedoch tritt dieser wesentlich hinter dem Erlös aus der Milch zurück (BACHNER [8] S. 398). Auch BÜNGER ([9] S. 167) kommt zu einem ähnlichen Ergebnis, wenn er den Energiegehalt des Schlachtkörpers einer 550 kg schweren Kuh dem Energiegehalt einer Lebensleistung von 15000 l Milch gegenüberstellt. Dabei ist die Futterausnutzung für die Milchleistung wesentlich günstiger als für die Schlachtleistung. Treffen die Tatsachen zu, daß schwere Kühe leistungsfähiger sind als leichte, wie es KRIZENECKY ([33] S. 239), BLAU ([6] S. 495) und DITTMAR ([15] S. 215) gefunden haben, und ist der Leistungsunterschied so erheblich, daß damit eine Kompensation für den erhöhten Erhaltungsbedarf eintritt, dann erfolgt eine Angleichung der Gesamtfutterverwertung der Tiere. Für die Ermittlung der individuellen Gesamtfutterverwertung muß der Erhaltungsbedarf unbedingt berücksichtigt werden, weil seine Trennung vom Leistungsfutter nicht möglich ist, und damit die Frage offen bleibt, ob der Erhaltungsbedarf auch wirklich bei allen Leistungen die gleiche Höhe hat (FORBES [20] S. 215).

Der Erhaltungsbedarf besteht auch in der Zeit der Trockenperiode. Damit wirkt sich eine Verminderung der Leistung und eine Vermehrung des Erhaltungsbedarfs durch Verlängerung der Trockenzeit bei der schwereren Kuh stärker aus als bei dem leichten Tier. Die Beeinflussung kann auch dadurch nicht beseitigt werden, daß durch die Länge der Trokkenperiode wiederum ein Einfluß auf die kommende Leistung ausgeübt wird (POPOFF [49] S. 293 und KRÜGER [36] S. 107).

3. Nutzungsdauer: Ein entscheidender Faktor bei der Beeinflussung der Gesamtfutterverwertung ist die Nutzungsdauer und damit die Lebensleistung eines Tieres. Jede Laktation bedeutet eine Erhöhung der Leistung, während die Belastung durch den Aufwand für die Aufzucht die gleiche bleibt. Wie stark diese gegenseitige Beeinflussung wirksam wird, haben HINRICHSEN ([29] S. 3) und LUSH ([38] S. 416) gezeigt. Das durchschnittliche Lebensalter unserer Kühe beträgt etwa 6 Jahre, die Nutzungsdauer 4 Jahre (SCHMIDT [55]). Durch Verbesserung von Gesundheit und Langlebigkeit ist die Gesamtfutterverwertung noch beträchtlich zu erhöhen (HENRICHS [27] S. 915 und [1] S. 50).

4. Aufzuchtkosten: Die Leistung wird entscheidend belastet durch die Höhe des Futteraufwandes für die Aufzucht. Eine Verminderung dieser Belastung läßt sich durch Verkürzen der Aufzuchtperiode erreichen. Frühes Abkalben braucht dabei keinen Einfluß auf die entsprechende Lebensleistung zu haben (HINRICHSEN [29] S. 52), besonders wenn die von KRÜGER ([36] S. 115) geforderte längere Güstzeit nach dem ersten Kalben eingehalten wird. LUTHMANN ([39] S. 221) stellt fest, daß Abkalbungen nach dem 34. bis 36. Monat die Lebensleistung beeinflussen können, wenn keine entspre-

chende Güstperiode nach dem 1. Kalb eingeschaltet wird. Er kommt allerdings zu dem Schluß, daß höhere Aufwendungen für die längere Aufzucht durch gesteigerte Leistungen bald ausgeglichen werden.

5. Die physiologische Futterverwertung: Als letzter Faktor ist die physiologische Futterverwertung zu erwähnen. Hierunter versteht man die Fähigkeit eines Tieres, die zugeführten Nährstoffe zu assimilieren, zur Erhaltung zu verwenden und in Leistung umzuwandeln. Welche großen Unterschiede hierbei auftreten können, zeigen die Untersuchungen von DITTMAR ([15] S. 252), VOGEL ([64] S. 1), BRÜGGEMANN ([8] S. 296), WITT ([66] S. 268), SCHMIDT ([56] S. 226 und [57] S. 933) und BIEDERMANN [5].

Wenn die von MÜLLER [46] gefundenen Zusammenhänge zwischen Freßlust und Leistung sich weiterhin bestätigen sollten, ist damit eine Beeinflussung der Gesamtfutterverwertung durch die Freßlust zu erwarten. Folglich wirkt sich auch mangelhafte Freßlust bei Tieren mit großem Gewicht, kurzer Lebensdauer, langer Aufzucht und schlechter physiologischer Futterverwertung besonders nachteilig aus und umgekehrt. Gleichzeitig liegt nach den bisherigen Ausführungen die Vermutung nahe, daß zwischen Freßlust und physiologischer Futterverwertung Beziehungen bestehen, da sowohl die Futterverwertung als auch die Freßlust physiologischen Einflüssen unterworfen sind.

Um diesen Fragen nachzugehen, ist der von BIEDERMANN [5] vorgeschlagene Weg gut geeignet. Danach ist es möglich, die Gesamtfutterverwertung, wie sie der Versuch erbringt, mit einer aus Normen errechneten Futterverwertung zu vergleichen und aus der Abweichung die physiologische Futterverwertung zu bestimmen. Die Methode ist gleichzeitig geeignet, in kurzen Prüfungen die guten Futterverwerter auszuwählen.

Untersuchungen über Zusammenhänge zwischen Freßlust und Futterverwertung liegen kaum vor. Nur WITT [66] weist auf diese Zusammenhänge hin. BIEDERMANN ([5] S. 54) zeigt eine gewisse Parallelität der Mengen an Futterenergie und Trockenmasse sowie der Futterverwertungszahl, wobei sich die unterschiedlichen Körpergewichte entsprechend bemerkbar machen.

Bei Untersuchungen über die physiologische Futterverwertung stellt CLAUSSEN ([13] S. 335) fest, daß mit wachsenden Futtermengen ein höherer Verbrauch an Leistungsfutter je kg Milch erforderlich wird. Er glaubt, daß die höhere Einverleibungs- und Verdauungsarbeit den Erhaltungsbedarf so stark erhöht, daß der Verbrauch an Nährstoffen für die Leistung entsprechend ansteigt. BIEDERMANN ([5] S. 56) konnte bei seinen Untersuchungen diese Beobachtung nicht machen. SCHMIDT ([57] S. 950) kommt sogar zu dem Schluß, daß sich gerade bei großen Futtergaben für hohe Leistungen eine gute physiologische Futterverwertung am deutlichsten zeigt, indem der Futterverbrauch nicht linear mit der Leistung zu steigen braucht.

IV. Das Versuchsmaterial

Die Versuche zu dieser Arbeit wurden in der Zeit vom 1. 1. 1952 bis zum 31. 8. 1952 auf dem Lehr- und Versuchsgut „Oberer Hardthof“ des Instituts für Tierzucht und Milchwirtschaft der Justus Liebig-Hochschule Gießen durchgeführt. Für die Prüfung standen jeweils 16 Tiere zur Verfügung. Durch notwendige Umstellungen des Bestandes erhöhte sich die Zahl der zu den Versuchen verwendeten Tiere auf 19 (Tabelle Nr. 1).

Tabelle Nr. 1

Nr.	Name	Herdb.-Nr.	Rasse	geboren	Abkalbungen		Ø-Gew. in kg
					vorletzte	letzte	
1	Aagje . .	10 318	Sb.	5. 3. 44	28. 4. 51	9. 5. 52	650
2	Tommy .	10 323	„	24. 2. 46	2. 2. 51	30. 7. 52	583
3	Griet . .	10 328	„	12. 3. 45	25. 2. 51	24. 3. 52	693
4	Marie . .	10 322	„	6. 3. 47	22. 2. 51	5. 3. 52	663
5	Mina . . .	10 315	„	13. 3. 42	30. 11. 50	8. 2. 52	664
6	Frieda . .	10 324	„	12. 3. 49	2. 2. 51	23. 2. 52	556
7	Hinke . .	10 314	„	17. 2. 44	29. 1. 51	17. 1. 52	556
8	Dina . . .	10 317	„	13. 1. 46	25. 11. 50	—	539
9	Juliana . .	10 316	„	23. 12. 44	24. 12. 50	12. 12. 51	633
10	Liesel . .	51 096	R. Hv.	18. 4. 47	1. 3. 51	18. 4. 52	596
11	Winterfee .	10 320	Sb.	3. 3. 42	28. 9. 50	17. 9. 51	662
12	Hella . .	10 319	„	10. 10. 43	31. 10. 50	18. 12. 51	641
13	Pietje . .	10 326	„	10. 2. 48	2. 12. 50	26. 1. 52	514
14	Dänin . .	A 46	R. D.	15. 5. 47	8. 11. 50	26. 2. 52	651
15	Dora . . .	A 50	„	14. 3. 47	27. 1. 51	—	572
16	Dolly . .	A 49	„	16. 1. 45	20. 3. 51	27. 3. 52	594
17	Jeltje . .	10 321	Sb.	11. 4. 44	5. 3. 51	—	648
18	Stina . .	10 327	„	17. 4. 48	14. 11. 50	20. 3. 52	500
19	Gundel . .	11 199	„	28. 9. 49	10. 9. 51	—	559

Es waren 3 Rassen vertreten: 15 schwarzbunte Tiere, 3 Rote Dänen und ein Vogelsberger Rind.

Während der Versuchsdurchführung traten folgende Störungen innerhalb des Versuchsmaterials auf:

Das Tier Nr. 1 kalbte 1951 und 1952 normal ab. Kurz nach dem Kalben war in beiden Jahren eine schwere Operation erforderlich. Durch diese Eingriffe sind starke Schwankungen des Gewichtes eingetreten, und die Milchleistung wurde erheblich beeinflußt. Die Gewichtsentwicklung verlief folgendermaßen:

	Vor der Operation abgekalbt	14 Tage nach der Operation	4 Monate nach der Operation
1951	620 kg	535 kg	620 kg
1952	630 kg	540 kg	600 kg

Die Jahresleistung betrug 1951 5908 l und 1952 3082 l Milch.

Das Tier Nr. 7 kalbte am 17. 1. 1952 normal ab. Am 26. 3. bekam es eine starke Euterentzündung, an der es am 29. 3. einging.

noch Tabelle Nr. 1. *Körpermaße*

Tier Nr.	Widerrist-höhe	Brusttiefe	relative Brusttiefe	Brustbreite	letzte Rip-penbreite	Beckenbreite	Beckenlänge	Rumpflänge	Brustumfang	letzter Rip-penumfang	Flanken-umfang
1	138	74	53,6	47	70	51	50	160	204	239	218
2	125	68	54,4	48	67	50	48	155	198	233	217
3	135	77	57,0	49	76	53	49	162	212	254	233
4	135	71	52,6	58	76	50	53	156	217	249	230
5	131	73	55,7	45	71	49	51	160	204	240	221
6	132	67	50,8	42	66	48	49	151	193	230	207
7	126	72	57,1	41	67	55	47	154	190	227	212
8	132	69	51,5	41	70	47	47	158	195	237	211
9	136	76	55,8	51	74	52	55	159	209	248	225
10	136	74	54,4	45	70	49	51	165	200	242	229
11	126	70	55,6	50	75	52	51	158	206	251	224
12	131	74	56,5	46	73	42	50	162	211	249	228
13	129	69	53,5	48	76	49	49	155	194	238	213
14	134	73	54,5	42	77	52	51	172	196	249	224
15	128	71	55,4	46	78	52	48	149	185	250	220
16	131	71	54,2	42	66	45	47	168	190	234	218
17	134	78	58,2	51	76	62	54	159	212	260	236
18	131	70	53,4	41	68	47	48	161	190	232	210
19	132	73	55,3	47	69	48	50	153	205	240	208

Ende Oktober 1951 wurden alle Kühe gegen Maul- und Klauenseuche geimpft. Die Tiere Nr. 9 und 12 kalbten am 12. und 18. 12. 1951 ab. Es ist anzunehmen, daß durch die Impfung eine negative Beeinflussung der Jahresleistung 1952 eingetreten ist.

Beim Tier Nr. 5 traten in der Zeit vom 1. 5. bis 1. 7. Störungen des Allgemeinbefindens auf.

Eine übermäßige Veränderung des Gebisses zeigte das Tier Nr. 13. Es handelte sich um ein Karpfengebiß, das anscheinend einen Einfluß auf die Freßlust ausübt.

V. Versuchstechnik, Versuchsanordnung und Durchführung der Versuche

Zu Frage 1, 2 und 3.

Die 16 Versuchstiere waren auf einem Mittellangstand mit Freßgitter aufgestellt. Je 8 der Versuchstiere standen sich gegenüber. Zwischen beiden Reihen waren Krippen und Futtergang angeordnet. Während der Versuche wurde Einzelfütterung durchgeführt. Hierzu wurden in den Trögen einfache Holzschieber in vorgesehenen Schienen befestigt.

Die Futtermittel wurden zugewogen und nach jeder Futterzeit die Reste ermittelt. Während der Winterstallfütterung erhielten alle Tiere 7 kg Heu, das in Mengen von 3 kg am Morgen und 4 kg am Abend verfüttert wurde. Der Rest der Ration bestand aus Rüben, Silage, Naßstrebern und Kraftfutter. Tiere mit einer täglichen Leistung über 15 l erhielten zu beiden Mahlzeiten Rüben.

Bei allen übrigen Tieren wurde am Nachmittag Silage gefüttert. Alle Futtermittel, außer Heu, wurden bei jeder Futterzeit gemeinsam verabreicht.

Während der Versuchszeit kalbten 9 Tiere des Bestandes ab. Eine Woche nach dem Kalben wurden die Futtermengen für jedes Tier so weit erhöht, daß es von der 2. bis 10. Woche nach dem Kalben Zeit und Gelegenheit zur beliebigen Futteraufnahme bis zur vollen Sättigung hatte. Die wirtschaftseigenen Futtermittel blieben mit 7 kg Heu und 45 kg Rüben bei allen Tieren unverändert. Die Steigerung der Futtergaben entsprechend der Leistung erfolgte mit Naßtrebern und Kraftfutter (Mischung Nr. 2, Tab. 2).

Tabelle Nr. 2. *Gefütterte Kraftfuttermischungen*

Mischung Nr. 1

30 % Palmkernkuchen	10 % Sojaschrot
22 % Milocornschrot	5 % Erdnußschrot
20 % Trockenschnitzel	5 % Weizenkleie
5 % Rapsschrot	3 % Fischmehl

	v. Rp.	St. E.	Tr. M. g/kg
1. Errechnete Nährstoffe	169	667	888
2. Analysenwerte	139	592	919

Mischung Nr. 2

50 % Trockenschnitzel	25 % Palmkernkuchen
20 % Milocornschrot	5 % Weizenkleie

	v. Rp.	St. E.	Tr. M. g/kg
1. Errechnete Nährstoffe	85	624	897
2. Analysenwerte	80	653	920

Mischung Nr. 3

40 % Milocornschrot	10 % Weizenkleie
35 % Palmkernkuchen	15 % Gerstenschrot

	v. Rp.	St. E.	Tr. M. g/kg
1. Errechnete Nährstoffe	104	698	897
2. Analysenwerte	98	696	893

Die Tiere ließen in dieser Zeit täglich Futterreste zurück. Sie zeigten damit an, daß ihr Bedürfnis zur Futteraufnahme befriedigt war.

Zusätzlich wurden mit allen Tieren zwei eintägige Höchstaufnahmeversuche durchgeführt. Sie erhielten im Abstand von 4 Tagen ein Gemisch aus eingeweichten getrockneten roten Rüben, Trockenschnitzeln und Steffenschnitzeln im Verhältnis 1 : 3,8 : 11 bis zur vollen Sättigung. Dieses nicht alltägliche Futtermittel wurde gewählt, um eine reibungslose Futterzuteilung in Portionen von 10 kg zu ermöglichen. Da der Versuch erst während der Sommerstallfütterung durchgeführt werden konnte, standen keine Rüben zur Verfügung. Die Schnitzelmischung hatte einen Trockensubstanzgehalt von 225 g im kg. Neben der aufgenommenen Gesamtmenge wurde bei jeder Futterportion die Freßzeit festgestellt. Um die mechanischen Einflüsse und Veränderungen überprüfen zu könnn, wurden beim zweiten Versuch bei allen Tieren die Bandmaße vor und nach dem Füttern ermittelt.

Die Freßgeschwindigkeit wurde auf folgende Weise gemessen: Nachdem allen Tieren das zugewogene Futter eingeschüttet worden war, wurden die Freßgitter geöffnet, und in diesem Augenblick begann die Freßzeitermittlung, die solange dauerte, bis die Tiere das Futter aufgenommen hatten oder ihre vorzeitige Sättigung deutlich sichtbar war. Für die Zeitmessungen diente eine Taschenuhr. Es wurden nur volle Minuten ermittelt. Der Versuch erstreckte sich über 8 Wochen und auf beide täglichen Futterzeiten.

Daneben wurden noch folgende Versuche durchgeführt:
In 2 mal 14 Tagen wurde jeweils eine Reihe der Tiere mit Hilfe des Gitters 10 Minuten später zum Fressen zugelassen. In einer weiteren Versuchszeit von 2 Wochen wurde eine Futterzeitverschiebung von 10 Minuten von Tier zu Tier vorgenommen und diese Versuchsanordnung in den folgenden 14 Tagen gewechselt. Bei beiden Versuchen wurden die individuell benötigten Freßzeiten festgestellt.

Neben dem Gemisch von Rüben, Trebern und Kraftfutter wurde Rübenblatt- und Maissilage verfüttert und auch bei diesen Futtermitteln die Freßzeiten ermittelt. Aus der verfütterten Silage wurden Durchschnittsproben vom Landwirtschaftlichen Untersuchungsamt Darmstadt mit „sehr gut" bewertet. Die Maissilage wurde 25 Tage an Nr. 1 bis 6, 8, 12, 14, 15, 16, 17, die Rübenblattsilage 25 Tage an Nr. 1, 2, 8, 15, 17 verabreicht.

Den Tieren Nr. 8, 12, 15 (Gruppe A) und Nr. 5, 10, 16 (Gruppe B) wurden in Versuchen von 35 bzw. 33 Tagen täglich zu einer Futterzeit 3 kg Kraftfutter (Mischung Nr. 4, Tabelle Nr. 3) und 3 kg Treber bzw. 6 kg Kraftfutter und 6 kg Treber einzeln verabreicht und die Freßzeiten festgestellt. Bei der Gruppe B wurden außerdem die Freßzeiten bei gemeinsamen Gaben beider Futtermittel und die zurückgelassenen Reste ermittelt.

Tabelle Nr. 3. *Gefütterte Kraftfuttermischungen*

Mischung Nr. 4	v. Rp.	St. E.	Tr. M. g/kg
60 % Trockenschnitzel	34	320	546
40 % Milocornschrot	30	285	348
1. Errechnete Nährstoffe	64	605	894
2. Analysenwerte	77	626	905

Mischung Nr. 5

32 % Steffenschnitzel		8 % Sojaschrot	
30 % Milocornschrot		5 % Weizenkleie	
20 % Palmkernschrot		5 % Rapsschrot	
1. Errechnete Nährstoffe	113	635	888
2. Analysenwerte	108	579	910

Mischung Nr. 6

50 % Palmkernschrot		5 % Weizenkleie	
20 % Gerstenschrot		25 % Milocornschrot	
1. Errechnete Nährstoffe	110	679	886

Mischung Nr. 7

45 % Steffenschnitzel	10 % Sojaschrot
25 % Gerstenschrot	5 % Rapsschrot
10 % Weizenbollmehl	5 % Palmkernschrot

1. Errechnete Nährstoffe	111	618	890

Lüneburger Herdbuchfutter

25 % Palmkuchen	15 % Sojaextraktionsschrot
20 % Kokoskuchen	10 % Erdnußkuchen
20 % Sonnenblumenkuchen	8 % Leinkuchen

1. Errechnete Nährstoffe	262	690	897
2. Analysenwerte	249	611	891

An die Tiere Nr. 4, 11 und 13 wurden jeweils 10 Tage lang entweder 3 kg Trockenschnitzel oder 3 kg Milocorn oder 3 kg einer Mischung aus 60 % Schnitzeln und 40 % Milocorn zu einer Futterzeit gefüttert und die Freßzeiten sowie die Reste festgestellt.

Die Tiere Nr. 4, 11 und 13 erhielten 15 Tage lang täglich 3 kg Kraftfutter (Nr. 4, Tab. Nr. 3). Jeweils weitere 15 Tage lang wurden dazu 50 g und 100 g DLG-Mineralstoffmischung auf das Futter gestreut.

Bei den Tieren Nr. 3, 5 und 16 wurden zusätzlich zu 4 kg der Kraftfuttermischung Nr. 6 (Tab. Nr. 3) während 22 Tagen je Mahlzeit 2 kg Lüneburger Herdbuchfutter verabreicht. Vor und während der Zusatzfütterung wurde die Freßgeschwindigkeit festgestellt.

Den Tieren Nr. 6, 13 und 14 wurde in einem Zeitraum von 44 Tagen ein Gemisch aus Rüben, Trebern und Kraftfutter verabreicht. Die Mengen wurden während dieser Zeit so hoch bemessen, daß die Tiere täglich Reste zurückließen. In der zweiten Hälfte dieses Versuchsabschnittes wurden 25 g gemahlener Fenchel 45 Minuten nach Fütterungsbeginn auf das Futter gestreut.

Zu Frage 4.

Die Futterrationen wurden alle 3 Wochen den Leistungen der Tiere angeglichen. Bei allen Futtermitteln wurde der Nährstoffgehalt festgestellt. Das Leistungsvermögen frischmelkender Tiere wurde vom Futter her weitgehend ausgenutzt, indem neben dem Erhaltungsbedarf ein Leistungsfutter gegeben wurde, dessen Nährstoffgehalt mindestens um $^1/_6$ höher lag als für die tatsächliche Leistung nötig war. Bei der Fütterung wurde der von MØLLGAARD [44] geforderte Produktionsquotient von 0,1 eingehalten. Der Erhaltungsbedarf wurde nach Tabelle Nr. 4 ermittelt. Für 1 l Milch von 4 % (FCM) wurden im Leistungsfutter 267 St. E. berechnet.

Die Versuchstiere wurden wöchentlich einmal am gleichen Tage und zu gleicher Zeit gewogen. Hiermit sollten diejenigen physiologischen Vorgänge erfaßt werden, die bei den Tieren eintraten, wenn die zur Erhaltung und Leistung benötigten Nährstoffe unter- oder überschritten wurden. Auf die Schwierigkeiten einer genauen Gewichtsermittlung und die Fehlerquellen bei der energetischen Auswertung dieser Veränderungen ist von MAYMONE ([41] S. 66), SECKER ([59] S. 20) und MØLLGAARD ([44] S. 201 und 271) hingewiesen worden.

Tabelle Nr. 4

Der Erhaltungsfutterbedarf von 450 bis 830 kg Lebendgewicht je Tier und Tag, ermittelt nach der Formel von KRIZENECKY, gesuchter Erhaltungsbedarf in St. E. = $\frac{\text{Gewicht}^{2/3} \times 3000}{500^{2/3}}$ für je 10 kg Gewichtsdifferenz.

Lebend-gewicht kg	Erhaltungs-bedarf St. E.	Lebend-gewicht kg	Erhaltungs-bedarf St. E.	Lebend-gewicht kg	Erhaltungs-bedarf St. E.	Lebend-gewicht kg	Erhaltungs-bedarf St. E.
450	2797	550	3197	650	3573	750	3931
460	2838	560	3235	660	3610	760	3966
470	2879	570	3274	670	3646	770	4001
480	2919	580	3312	680	3682	780	4035
490	2960	590	3350	690	3719	790	4070
500	3000	600	3388	700	3754	800	4101
510	3040	610	3425	710	3790	810	4138
520	3079	620	3463	720	3826	820	4172
530	3119	630	3500	730	3861	830	4206
540	3158	640	3537	740	3896	—	—

Während der Versuche wurden von jedem Gemelk Milchproben entnommen und auf ihren Fettgehalt untersucht.

Die Errechnung der Futterverwertung erfolgte nach den Formeln von BIEDERMANN [5]:

$$\frac{\text{Milchleistung}}{\text{Futterverzehr} + \text{Gewichtsveränderungen}} \times 100 = \text{FVZ}$$

$$\frac{\text{Milchleistung}}{\text{Normverbrauch (Erhaltung} + \text{Leistung)}} \times 100 = \text{FVZ (Norm)}$$

$$\frac{\text{FVZ Versuch}}{\text{FVZ Norm}} \times 100 = \text{Futterverwertungsgrad.}$$

Wegen der bestehenden Abhängigkeit der Gesamtfutterverwertung von der Leistung wurde diese in Perioden nach dem Kalben, nämlich in 3 × 4 Wochen und in 120 Tagen ermittelt.

Die Versuchsanordnung zur Erfassung der bei den energetischen Vorgängen sichtbaren Komponenten, nämlich Futtermittel, Milchleistung und Gewichtsveränderungen, wurde in gleicher Weise durchgeführt, wie sie BIEDERMANN ([5] S. 41 bis 43) für seine Versuche angibt.

VI. Ergebnisse

1. Gesetzmäßigkeiten der Freßlust.

Zur Prüfung der Gesetzmäßigkeiten in der Freßlust werden zunächst die Ergebnisse der Versuche herangezogen, bei denen die Tiere Gelegenheit zur beliebigen Futteraufnahme bis zur vollen Sättigung hatten.

Um die von MANGOLD (nach BRÜGGEMANN [8] S. 399) geäußerten Bedenken gegenüber Kurzversuchen zu berücksichtigen, wurde beim Höchstaufnahmeversuch mit Schnitzeln aus den Ergebnissen beider Tage der Mittelwert gebildet und in den folgenden Darstellungen verwendet.

a) Die Abhängigkeit der Futteraufnahme von Leistung und Gewicht

In den folgenden Darstellungen werden die von SVOBODA ([62] S. 168) geforderten Futtermengen für ein Tier mit einer bestimmten Leistung und einem bestimmten Gewicht als Maßstab benutzt. Ihnen werden die tatsächlich aufgenommenen Futtermengen gegenübergestellt, wie sie bei den Tieren etwa 10 Wochen nach dem Kalben und bei dem Höchstaufnahmeversuch mit Schnitzeln im Durchschnitt ermittelt worden sind (Tab. Nr. 5, Darst. Nr. 1 und Nr. 2).

Tabelle Nr. 5. *Die Futteraufnahme in Abhängigkeit von Leistung und Gewicht*

Tier Nr.	I. Höchstaufnahmeversuch mit Schnitzeln				II. Höchstaufnahmeversuch 10 Wochen nach dem Kalben				
	Ø-Gewicht	Ø tägl. FCM	kg Tr. M. n. SVOBODA	kg Tr.M. aufgenommen	Ø-Gewicht	Ø tägl. FCM	kg Tr. M. n. SVOBODA	kg Tr.M. aufgenommen	Anzahl der Versuchstage
1	600	10,7	14,6	11,488	—	—	—	—	—
2	603	25,8	16,5	12,092	—	—	—	—	—
3	700	15,2	17,1	12,046	753	28,3	18,3	18,719	31
4	700	4,4	14,4	10,675	703	14,7	17,1	16,987	38
5	670	13,4	14,6	17,369	688	30,4	18,6	23,580	30
6	569	10,3	14,3	13,104	555	18,6	15,8	17,914	49
7	—	—	—	—	585	33,0	19,2	23,218	54
8	600	—	13,3	9,873	—	—	—	—	—
9	670	7,4	15,3	11,204	—	—	—	—	—
10	700	16,8	17,1	13,965	688	16,3	17,2	18,861	60
11	700	—	14,4	12,457	—	—	—	—	—
12	700	7,3	15,6	13,732	—	—	—	—	—
13	590	11,0	16,1	8,715	575	16,2	16,0	16,639	61
14	660	12,5	16,6	14,619	632	17,6	16,6	18,087	41
16	570	19,6	16,1	15,073	577	26,8	17,8	20,117	60
18	560	17,2	16,0	11,377	—	—	—	—	—
19	600	11,6	16,1	11,377	—	—	—	—	—

Nr. 3, 4, 5, 6, 10, 13, 14, 16 haben täglich im Durchschnitt 13,196 (I) bzw. 18,884 (II) kg Tr.M. aufgenommen.
Verminderung I : II = 5,688 kg = 30 %.

Die Darstellungen bestätigen die Annahme, daß die Futteraufnahme von Leistung und Gewicht abhängig ist. Auf der anderen Seite ist zu ersehen, daß durch unterschiedliche Freßlust von dieser Gesetzmäßigkeit starke Abweichungen auftreten können. In der Darstellung Nr. 1 nimmt das Tier Nr. 4 mit 16,987 kg weniger Trockenmasse innerhalb von 24 Stunden auf als von SVOBODA [62] für die Leistung und das Gewicht des Tieres gefordert wird. Dagegen überschreiten besonders die Tiere Nr. 5, 7 und 16 mit täglichen Mengen von 23,580, 23,218 und 20,117 kg die Rationen ganz erheblich. Nach Darstellung Nr. 2 haben die Tiere Nr. 5 und 16 auf Grund ihrer guten Freßlust mehr als die erwartete Menge an Trockenmasse aufgenommen.

Darstellung Nr. 1:
Aufnahme an Trockenmasse in 24 Stunden in Abhängigkeit von Leistung und Gewicht (Periode nach dem Kalben).

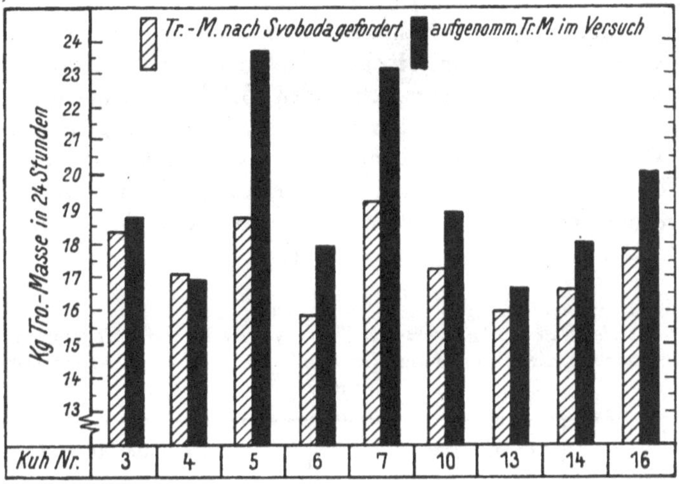

Darstellung Nr. 2:
Aufnahme an Trockensubstanz in 24 Stunden in Abhängigkeit von Leistung und Gewicht (Schnitzelversuch).

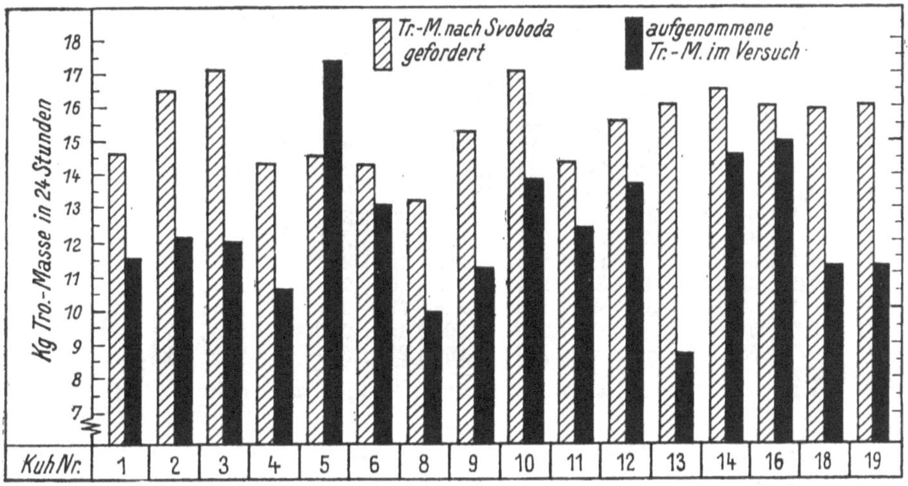

Die Art der Futtervolumenberechnung, wie sie SVOBODA [62] durchführt, scheint also durchaus geeignet zu sein, den Bedarf an täglicher Trockenmasse zur Erreichung der mechanischen Sättigung bei einem bestimmten Gewicht und einer bestimmten Leistung festzustellen.

b) Die Abhängigkeit der Futteraufnahme von der Größe des Verdauungsraumes

Eine exakte Ermittlung der Größe des Verdauungsraumes ist beim lebenden Tier unmöglich. Trotzdem sind in den folgenden Darstellungen die durchschnittlich aufgenommenen Höchstmengen an Futtertrockenmasse in der Periode nach dem Kalben und bei dem Höchstaufnahmeversuch mit Schnitzeln einer den Verdauungsraum grob kennzeichnenden Größe gegenübergestellt. Diese wurde aus dem Mittel der 3 Rundmaße, Brust-, letzter Rippen- und Flankenumfang als Grundfläche und der Rumpflänge als Höhe nach der Formel g × h bestimmt. Damit erscheint ein annähernder Vergleich der aufgenommenen Futtermenge mit der Größe des Verdauungsraumes der Tiere möglich zu sein (Tabelle Nr. 6 und Darst. Nr. 3 und Nr. 4).

Tabelle Nr. 6 *Vergleich der aufgenommenen Trockenmasse bis zur Sättigung mit der Größe des Verdauungsraumes; die Veränderung der Rundmaße nach dem Füttern beim Schnitzel-Versuch*

Tier-Nr.	kg Tr. M. in 24 Std. I	g × h in dm³	Vor d. Fütterg.			dazw. aufgen. kg Tr. M.	Nach der Fütterung					Ø beider Abw. + %	kg Tr. M. in 24 Std. II
			Brustumfg.	le. Ri. Umfg.	Flankenumfg.		Brustumfg.	le. Ri. Umfg.	Abw. + %	Flankenumfg.	Abw. + %		
1	11,488	613,920	204	239	218	9,000	202	254	6	235	8	7	—
2	12,092	562,650	198	233	217	6,750	198	243	4	225	4	4	—
3	12,046	696,438	212	254	223	8,775	202	261	3	233	4	3,5	18,719
4	10,675	670,644	217	249	230	9,225	216	264	6	241	5	5,5	16,987
5	17,369	615,520	204	240	221	11,475	203	259	8	244	10	9	23,580
6	13,104	516,629	193	230	207	9,000	190	241	5	220	6	5,5	17,914
7	—	529,792	—	—	—	—	—	—	—	—	—	—	23,218
8	9,873	573,540	195	237	211	9,900	200	256	8	223	6	7	—
9	11,204	646,971	209	248	225	12,600	208	264	6	234	4	5	—
10	13,965	675,840	200	242	229	11,700	204	261	8	238	4	6	18,861
11	12,457	642,902	206	251	224	10,350	207	274	9	238	6	7,5	—
12	13,772	659,178	211	249	228	13,275	210	273	10	253	6	8	—
13	8,715	562,495	194	238	213	9,225	197	251	5	220	3	4	16,639
14	14,619	699,868	196	249	224	11,925	200	271	9	230	3	6	18,087
16	15,073	609,840	190	234	218	12,825	192	254	8	229	5	6,5	20,117
18	11,377	550,459	190	232	210	9,900	190	253	9	220	5	7	—
19	11,377	588,599	205	240	208	11,250	204	258	8	220	6	7	—

I = Höchstaufnahme Schnitzelversuch; II = Höchstaufnahme n. d. Kalben.

Auf Grund beider Darstellungen ist es auch denkbar, daß die Größe des Verdauungsraumes einen gewissen Einfluß auf die Aufnahmefähigkeit der

Darstellung Nr. 3:
Aufnahme an Trockenmasse in 24 Stunden im Vergleich zur Größe des Verdauungsraumes (Periode nach dem Kalben).

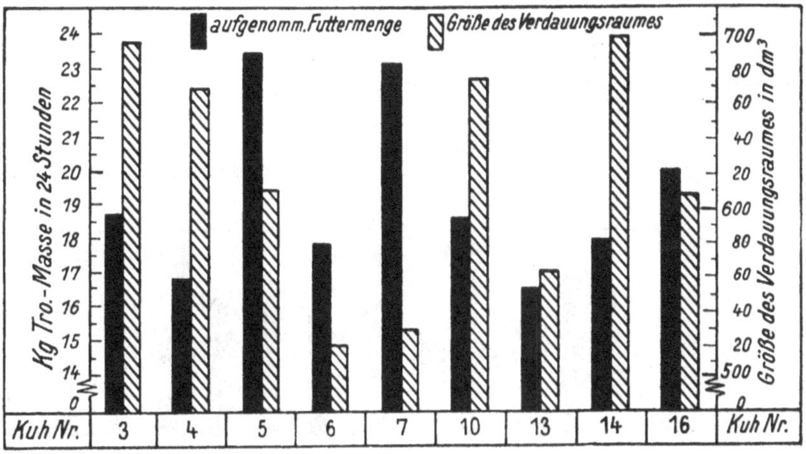

Darstellung Nr. 4:
Aufnahme an Trockenmasse in 24 Stunden im Vergleich zur Größe des Verdauungsraumes (Schnitzelversuch).

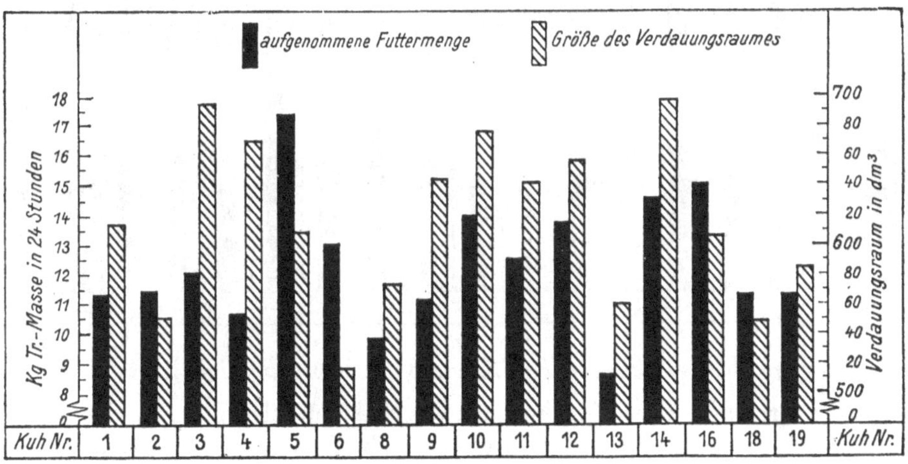

Tiere ausübt. Bei der aufgenommenen Futtermenge im Verhältnis zur Größe des Verdauungsraumes (Darstellung Nr. 3 und 4) sind aber erheblich größere Abweichungen festzustellen als bei der Futteraufnahme in ihrer Abhängigkeit von Leistung und Gewicht (Darstellung Nr. 1 und 2).

Die von LEHMANN ([37] S. 155) vertretene Auffassung, die Spannung der Bauchdecke sei wesentlich an der Erzeugung des Sättigungsgefühles beteiligt, ist nach diesen Untersuchungen nur zum Teil zutreffend. Nach Darstellung Nr. 5 ist die relative Umfangsvermehrung recht unterschiedlich. Sie schwankt (Tab. Nr. 6) zwischen 3, 5 und 9%. Besonders beachtenswert ist dabei das Tier Nr. 11. Es zeigte noch hochtragend eine Umfangsvermehrung von 7,5 % als Durchschnitt der Vergrößerung der Maße an letzter Rippe und Flanke. Trotz vermutlich größerer Baucheckenspannung und kleinerem Verdauungsraum ist die Sättigung später eingetreten als z. B. beim Tier Nr. 3.

Darstellung Nr. 5:
Die Veränderung der Rundmaße nach der Höchstaufnahme an Schnitzeln

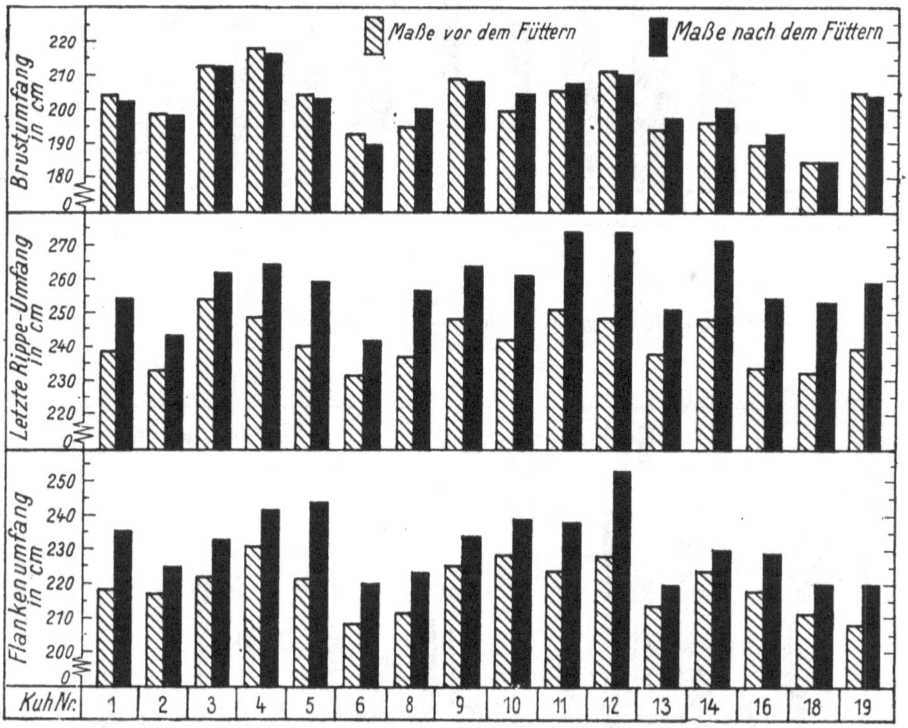

c) Zusammenhänge zwischen Freßlust und Freßgeschwindigkeit

Unter Freßlust ist die Fähigkeit und das Bedürfnis der Tiere zur Futteraufnahme zu verstehen. Ein brauchbarer Maßstab für derartige Vergleiche ist die Futtertrockenmasse. Aus den Zusammenhängen zwischen Futteraufnahme, Körpergewicht und Leistung sowie der Größe des Verdauungsraumes der Tiere sind keine endgültigen Schlüsse auf die Freßlust möglich.

Die Beobachtungen von FISSMER ([19] S. 96) und SCHADE ([52] S. 34) zeigen dagegen gewisse Zusammenhänge zwischen Futteraufnahme und Freßgeschwindigkeit. Je gieriger und schneller ein Tier frißt, umso größer ist anscheinend auch sein Bedürfnis zur Futteraufnahme. Zu Beginn der eigenen Untersuchungen fiel besonders auf, daß diejenigen Tiere, die auf Grund ihrer Leistung viel größere Mengen an Futtermitteln zugeteilt bekamen als andere, oft erheblich früher mit dem Fressen fertig waren.

Bei der Auswertung der Ergebnisse entstanden dadurch gewisse Schwierigkeiten, daß die Futtermittel unterchiedliche Wassergehalte hatten. Die aufgenommene Futtermenge wurde deshalb in Trockenmasse umgerechnet. Die Geschwindigkeit der Futteraufnahme wird im folgenden durch die Menge an Trockenmasse ausgedrückt, die von den Tieren in 1 Minute aufgenommen wurde (kg Tr. M./Min.).

Unterschiede in der Freßgeschwindigkeit bei den einzelnen Tieren

Die Untersuchung der Freßgeschwindigkeit in einer Periode von 8 Wochen bei beiden täglichen Futterzeiten ergab, daß die Tiere unter gleichen Umweltbedingungen ein einheitliches Futter mit ganz unterschiedlicher Geschwindigkeit aufnehmen (Tab. Nr. 7, Darstellungen Nr. 6 und 7).

In den Darstellungen sind jeweils 8 Tage zusammengefaßt und mit den Ergebnissen des ganzen Versuchsabschnittes verglichen. Wenn auch die täglichen Ermittlungen gewisse Schwankungen aufweisen, so zeigen besonders die Ergebnisse einer Woche, daß jedes Tier das Futter mit einer ihm eigenen Geschwindigkeit aufnimmt. Diese Tatsache wird durch die Gegenüberstellung der Ergebnisse der ganzen Versuchsperiode in Tabelle Nr. 8 und den Vergleich einer Zwei- und Vierwochenperiode mit den Ergebnissen des ganzen Versuchsabschnittes noch deutlicher (Tab. Nr. 9 und Darst. Nr. 8). Ein großer Teil der in den Darstellungen sichtbaren Schwankungen ist auf Veränderungen der Futtergaben und den Einfluß der Trächtigkeit zurückzuführen. Die beiden extremen Abweichungen bei den täglichen Ermittlungen (Tier Nr. 9 und 12) sind anscheinend die Folge der gierigen Futteraufnahme an den vorangegangenen Tagen.

Tabelle Nr. 7. *Tägliche Schwankungen der Freßgeschwindigkeit (kg Tr. M./Min.) in 4 Wochen bei der Morgenfütterung und die Ø-Ergebnisse je Woche verglichen mit dem Ø aus der 8-Wochen-Periode.* Angaben i. g Tr. M./Min.

Tier Nr.	1. Woche								2. Woche							
	1.	2.	3.	4.	5.	6.	7.	Ø	8.	9.	10.	11.	12.	13.	14.	Ø
1	164	109	157	157	118	118	166	141	133	133	138	158	115	138	124	134
2	81	54	83	111	74	55	74	76	83	83	77	83	83	101	80	84
3	93	68	95	111	83	111	74	91	95	83	77	86	76	85	89	84
4	57	60	57	53	54	64	52	57	46	49	39	30	33	32	37	38
5	133	123	166	166	166	133	133	146	133	133	133	148	127	127	122	132
6	66	66	59	76	76	60	55	65	55	47	51	79	66	56	61	59
7	86	54	76	76	53	53	66	66	88	142	127	91	95	89	147	111
8	111	177	133	133	83	95	111	120	95	83	90	111	128	98	70	96
9	131	109	113	113	150	210	167	134	146	117	68	81	115	154	132	116
10	71	39	78	85	107	135	75	84	61	61	48	67	61	56	54	58
11	75	98	90	105	105	97	98	95	108	98	102	81	70	116	121	99
12	205	108	123	165	182	189	182	165	220	196	111	108	119	119	101	139
13	47	43	47	57	51	31	36	44	81	66	54	47	57	42	54	57
14	98	98	104	94	98	104	94	98	86	72	67	64	84	69	73	74
15	101	166	111	111	111	111	83	113	111	95	95	98	81	62	83	89
16	148	128	115	129	115	70	95	114	67	98	98	98	111	122	107	100

noch Tabelle Nr. 7

Tier Nr.	3. Woche								4. Woche								Ø aus 8 Wo.
	15.	16.	17.	18.	19.	20.	21.	Ø	22.	23.	24.	25.	26.	27.	28.	Ø	
1	129	124	124	115	115	124	146	125	129	124	124	153	140	124	129	131	105
2	75	73	80	73	68	71	70	73	70	68	73	73	68	73	77	72	61
3	89	92	75	85	89	85	95	87	101	81	60	81	79	73	79	79	86
4	42	41	47	44	37	42	43	42	40	25	55	34	24	34	29	34	54
5	122	128	128	122	128	128	128	126	135	128	135	128	116	116	116	125	150
6	58	72	63	76	66	63	64	66	63	62	66	54	58	72	56	62	63
7	167	190	121	123	117	111	103	133	127	115	89	107	99	100	105	106	99
8	104	101	98	87	81	75	115	94	111	89	77	87	95	87	95	92	89
9	106	112	196	110	123	136	132	116	139	136	94	117	129	170	176	137	107
10	75	58	78	58	50	75	85	68	67	67	70	73	80	67	70	71	68
11	100	103	118	134	121	103	130	116	118	118	127	107	115	112	142	120	116
12	119	127	108	82	111	104	111	109	119	127	163	163	157	176	152	151	124
13	39	40	55	51	51	54	71	52	71	45	30	48	51	59	61	52	56
14	84	74	66	69	85	76	80	76	80	57	83	68	62	34	56	63	68
15	81	72	75	75	77	75	81	76	81	79	68	66	70	75	70	73	69
16	92	92	80	92	135	111	122	103	128	116	116	128	107	107	157	123	104

(8-Wochen-Durchschnitt bei zwei täglichen Futterzeiten).

Tabelle Nr. 8. *Freßgeschwindigkeit der 8-Wochenperiode bei zwei täglichen Futterzeiten*

Tier Nr.	Aufgen. kg Tr.M.	benötigte Zeit Min.	Freßlust kg/Min.	Tier Nr.	Aufgen. kg Tr.M.	benötigte Zeit Min.	Freßlust kg/Min.
1	164,272	1571	0,105	10	53,760	793	0,068
2	174,230	2843	0,061	11	461,358	3968	0,116
3	216,900	2529	0,086	12	188,137	1514	0,124
4	281,044	5196	0,054	13	527,684	9363	0,056
5	693,905	4627	0,150	14	363,384	5308	0,068
6	383,894	6091	0,063	15	160,095	2307	0,069
7	900,901	9092	0,099	16	229,476	2216	0,104
8	194,316	2190	0,089	17	89,600	1105	0,081
9	481,820	4509	0,107				

Darstellung Nr. 6a:
Die täglichen Freßgeschwindigkeiten (kg Tr.M./Minute) in 28 Tagen bei einer täglichen Freßzeit

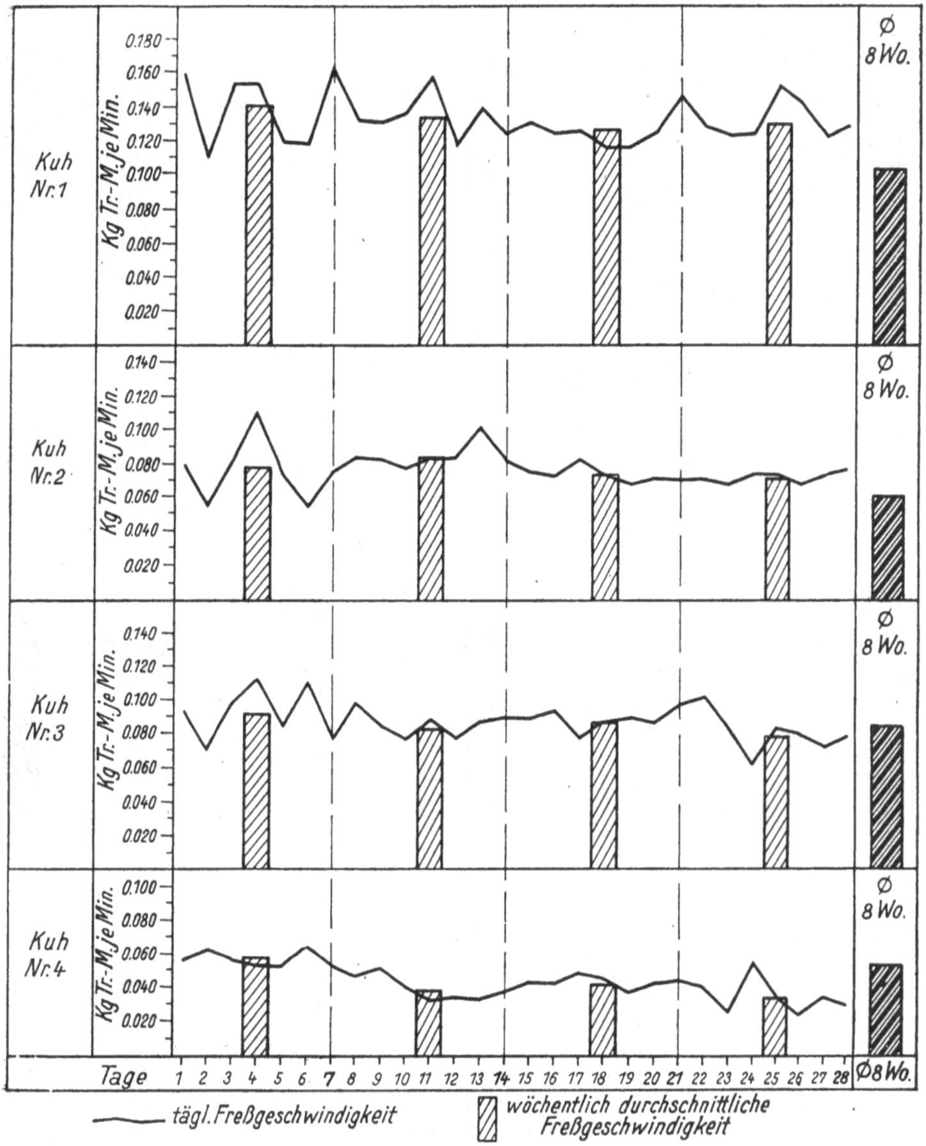

Darstellung Nr. 6b:
Die täglichen Freßgeschwindigkeiten (kg Tr.M./Minute) in 28 Tagen bei einer täglichen Freßzeit.

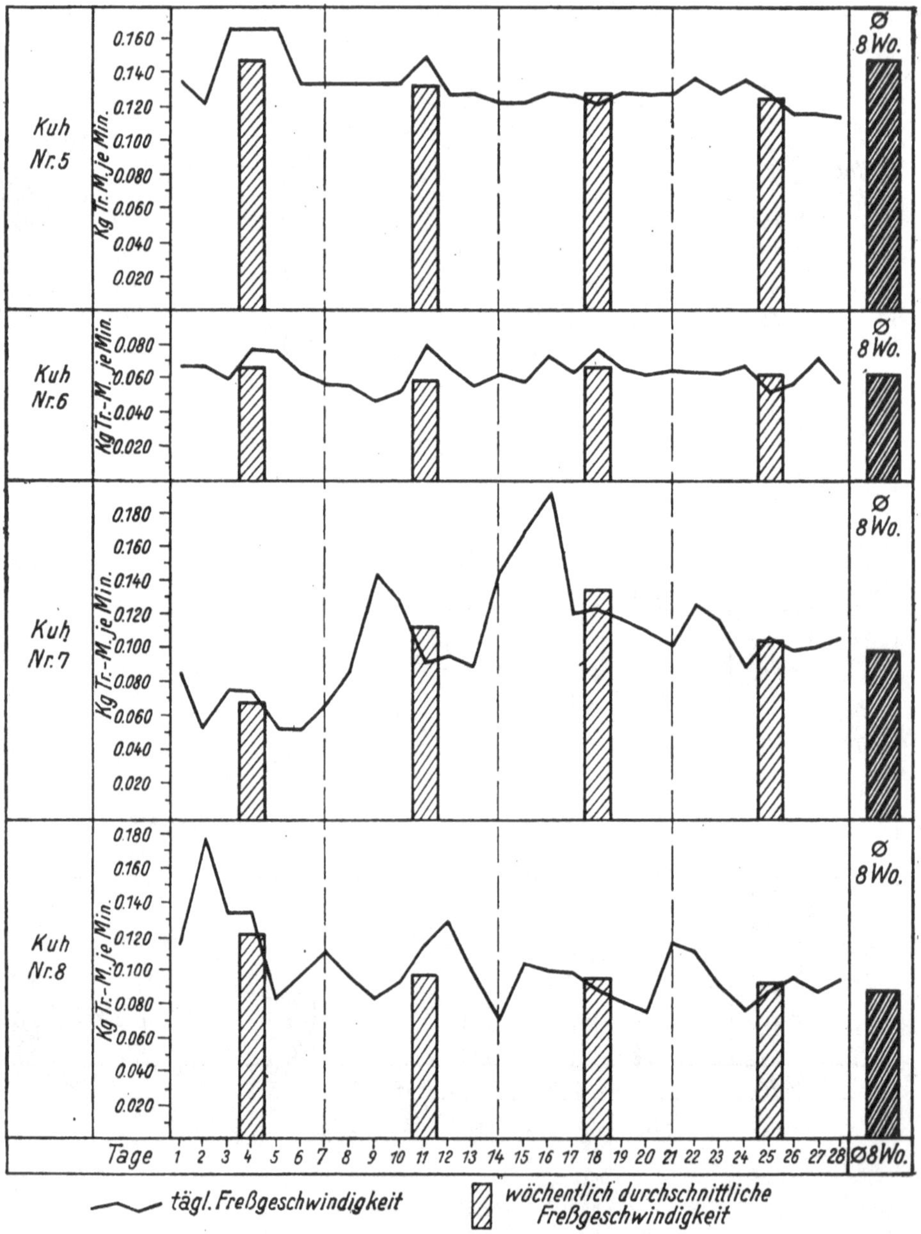

Darstellung Nr. 7a:
Die täglichen Freßgeschwindigkeiten (kg Tr.M./Minute) in 28 Tagen bei einer täglichen Freßzeit.

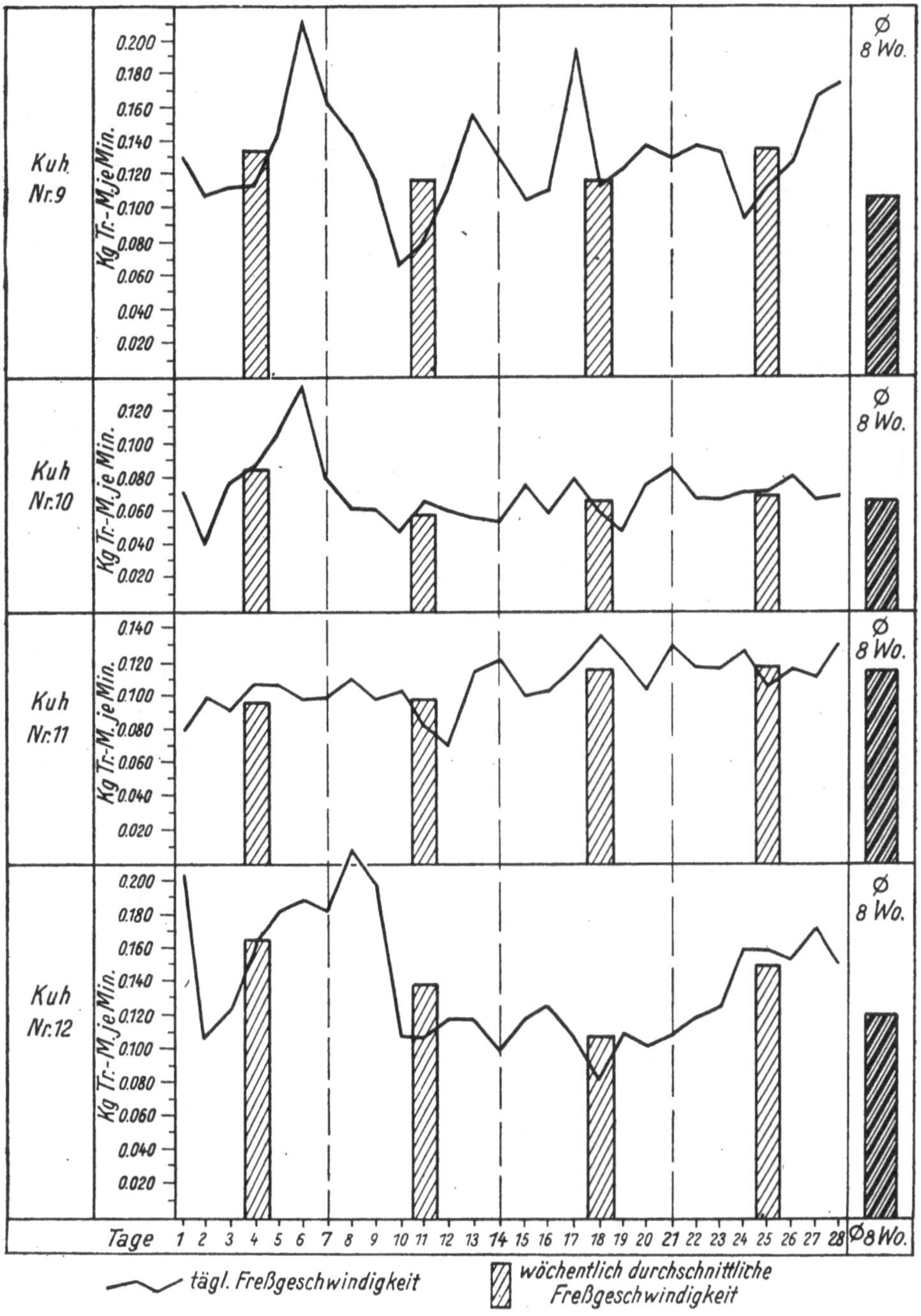

Darstellung Nr. 7b:
Die täglichen Freßgeschwindigkeiten (kg Tr.M./Minute) in 28 Tagen bei einer täglichen Freßzeit.

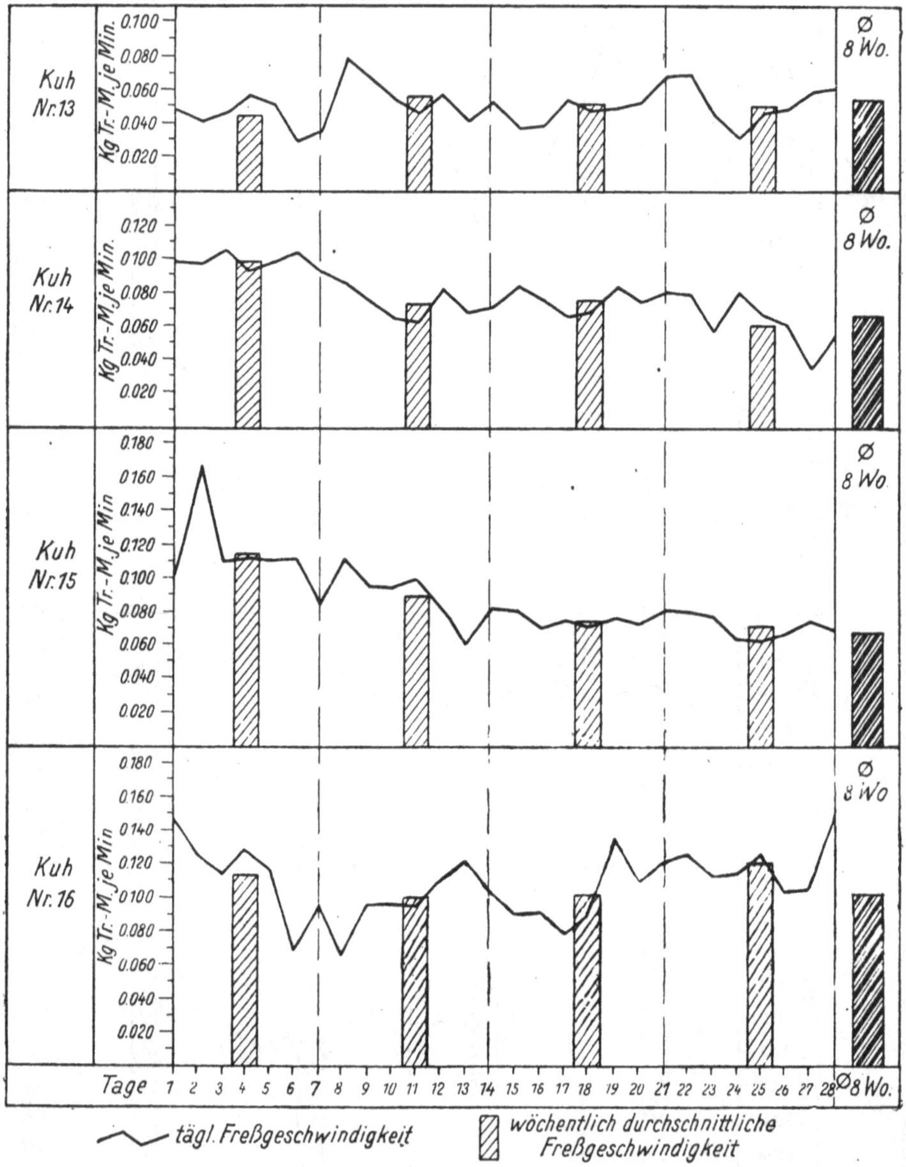

Tabelle Nr. 9. *Freßgeschwindigkeiten in drei verschiedenen Perioden*

Tier Nr.	14-Tage-Periode			4-Wochen-Periode			8-Wochen-Periode
	Aufgen. kg Tr.M.	benötigte Zeit Min.	Freßlust kg/Min.	Aufgen. kg Tr.M.	benötigte Zeit Min.	Freßlust kg/Min.	Freßlust kg/Min.
1	45.080	343	0,131	90,160	722	0,125	0,105
2	45.080	621	0,073	90,160	1244	0,072	0,061
3	45.080	547	0,082	93,700	1142	0,082	0,086
4	32,832	709	0,046	67,624	1631	0,041	0,054
5	35,840	285	0,126	200,575	1376	0,138	0,150
6	42,980	920	0,047	104,180	1769	0,059	0,063
7	201,745	1761	0,115	425,609	4106	0,104	0,099
8	47,280	524	0,090	92,360	1029	0,090	0,089
9	145,320	1126	0,129	205,240	1650	0,124	0,107
10			erst später	eingestellt			0,068
11	133,880	1106	0,125	196,600	1596	0,123	0,116
12	56,502	424	0,133	85,202	603	0,141	0,124
13	171,581	2589	0,066	237,901	3940	0,060	0,056
14	64,880	882	0,074	126,480	1542	0,082	0,068
15	45,080	644	0,070	90,160	1252	0,072	0,069
16	56,240	461	0,122	92,080	802	0,114	0,104
17	44,520	580	0,077	89,600	1105	0,081	0,081

Darstellung Nr. 8:
Die Freßgeschwindigkeiten der Versuchstiere in einer 14-Tage-, 4 Wochen- und 8 Wochenperiode

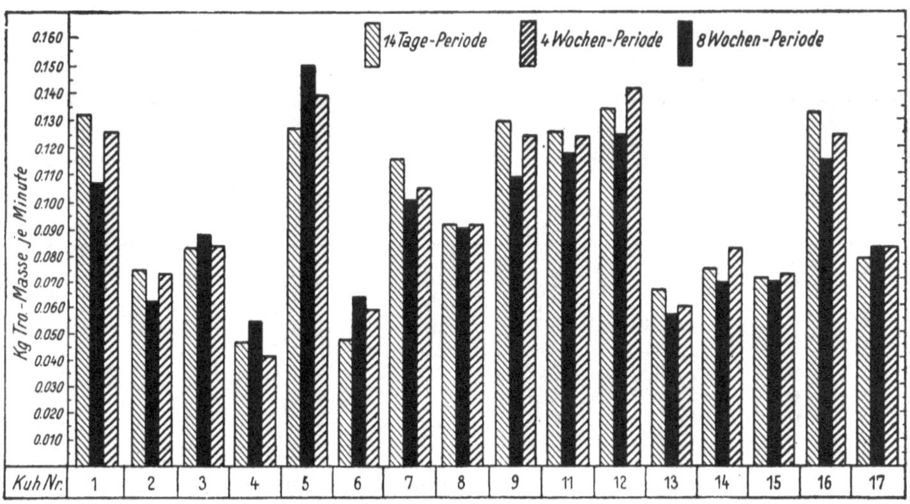

Unterschiedliche Mengenaufnahme als Folge verschiedener Freßgeschwindigkeiten

Durch die ermittelten Unterschiede in den Freßzeiten erscheint bereits ein Anhalt für die Mengenaufnahme gegeben zu sein. Die beiden extremen Tiere seien im folgenden gegenübergestellt. Das eine Tier nimmt in der Minute 0,054 das andere 0,150 kg Trockenmasse auf. In einer Stunde hätten die Tiere 3,240 kg und 9,000 kg Tr. M. gefressen. Bei einem Kraftfuttergemisch von 900 g Tr. M. und 630 St. E. im kg hätte das eine Tier in einer Stunde 3,600 kg, das andere 10,000 kg Kraftfutter aufgenommen. In diesen Mengen wären 2268 bzw. 6300 St. E. enthalten. Bei beiden Kühen war das Körpergewicht gleich; der Erhaltungsbedarf betrug nach Tab. Nr. 4 je Tier und Tag 3600 St. E. Wenn dieser Bedarf von den in einer Stunde aufgenommenen Nährstoffen abgezogen wird, dann fehlen beim ersten Tier zur Erhaltung noch 1243 St. E. Das zweite deckt dagegen seinen Erhaltungsbedarf und nimmt darüber hinaus noch 2710 St. E. auf.

In der Tabelle Nr. 10 sind die Werte für alle Tiere nach dem obigen Beispiel ermittelt worden und in der Darstellung Nr. 9 wiedergegeben. Daneben wurden die Verhältnisse bei einem einheitlichen Erhaltungsbedarf von 3000 St. E. für 500 kg Lebendgewicht (Tab. Nr. 4) dargestellt. Die Darstellung zeigt an Hand des Erhaltungsbedarfes welchen Einfluß die verschiedenen Freßgeschwindigkeiten auf die Größe der aufgenommenen Futterrationen haben können und wie sich eine langsame Futteraufnahme besonders bei schweren Tieren nachteilig auswirken kann. Bei allen Futtermitteln, die nicht so reichlich ver-

Tabelle Nr. 10. *Die Möglichkeit unterschiedlicher Futteraufnahme als Folge verschiedener Freßgeschwindigkeiten* (dargestellt bei der Verwendung eines Kraftfutters von 900 g Tr. M. und 630 St. E. im kg an Hand des Erhaltungsbedarfes).

Tier Nr.	In einer Stunde aufgenommen:						
	kg Tr.M. / Min.	kg Tr.M.	kg Kraftfutter	St.E.	Erh.-Bed.	Abw. vom Erh.-Bed.	Abw. von 3000 St.E. Erh.-Bed.
1	0,105	6,300	7,000	4410	3425	+ 985	+ 1410
2	0,061	3,660	4,067	2562	3312	− 715	− 438
3	0,086	5,160	5,733	3612	3719	− 107	+ 612
4	0,054	3,240	3,600	2268	3610	− 1342	− 732
5	0,150	9,000	10,000	6300	3610	+ 2710	+ 3300
6	0,063	3,780	4,200	2646	2838	− 192	− 354
7	0,099	5,940	6,600	4158	3235	+ 923	+ 1158
8	0,089	5,360	5,933	3738	3158	+ 580	+ 738
9	0,107	6,420	7,133	4449	3500	+ 994	+ 1494
10	0,068	4,080	4,533	2856	3388	− 532	− 144
11	0,116	6,960	7,733	4872	3610	+ 1262	+ 1872
12	0,124	7,440	8,267	5208	3537	+ 1665	+ 2208
13	0,056	3,360	3,733	2352	3040	− 688	− 648
14	0,068	4,080	4,533	2856	3197	− 341	− 144
15	0,069	4,140	4,600	2898	3274	− 376	− 102
16	0,104	6,240	6,933	4968	3350	+ 1018	+ 1368
17	0,081	4,860	5,400	3402	3573	− 171	+ 402

abreicht werden, daß die Tiere sie nach Belieben bis zur vollen Sättigung aufnehmen können, werden die aufgenommenen Mengen immer im gleichen Verhältnis wie die Freßgeschwindigkeiten zueinander stehen.

Darstellung Nr. 9:

Aufnahme unterschiedlicher Futtermengen in 60 Minuten infolge verschiedener Freßgeschwindigkeiten, dargestellt am Erhaltungsbedarf.

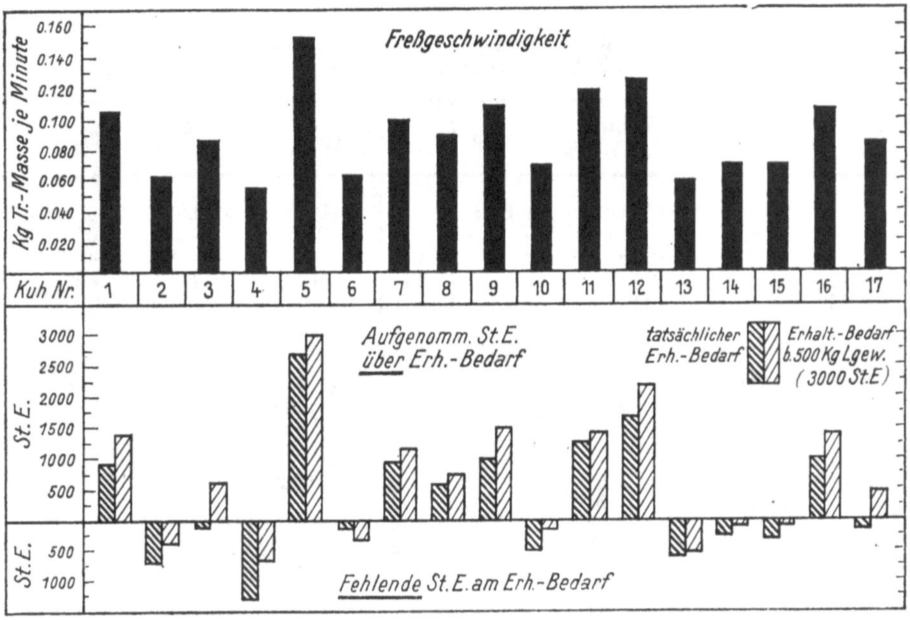

Mit der Tatsache der unterschiedlichen Freßgeschwindigkeit scheint aber noch kein Maß für das tatsächliche Bedürfnis zur Futteraufnahme bis zur vollen Sättigung gegeben zu sein. Im oben genannten Beispiel könnte das Tier mit der Freßlust von 0,054 kg/Min. in einer Zeit von 168 Minuten (2 Std. und 48 Min.) die gleiche Futtermenge aufnehmen wie das Tier mit der Freßlust von 0,150 kg/Min. in einer Stunde. Es ist sogar denkbar, daß die Sättigung des langsam fressenden Tieres erst nach Aufnahme einer größeren Futtermenge eintritt als bei dem guten Fresser, wenn beiden Tieren die Gelegenheit zur beliebigen Futteraufnahme gegeben wird. Dagegen sprechen folgende Feststellungen:

Das langsam fressende Tier Nr. 4 müßte fast 3 Stunden fressen, um neben dem Erhaltungbedarf eine gleiche Futtermenge aufzunehmen wie der schnelle Fresser Nr. 5. In einer Periode von der 2. bis fast 10. Woche nach dem Kalben wurde daher dem Tier Nr. 4 Zeit und Gelegenheit zur beliebigen Futteraufnahme gegeben. Dabei hat sich herausgestellt, daß es bei den einzelnen Mahlzeiten nie länger als durchschnittlich 83 Minuten gefressen hat. Die längste Futteraufnahme dauerte in dieser Zeit 124 Minuten. Bei den 8 anderen Tieren wurde beobachtet, daß die Futteraufnahme im Durchschnitt bei 70 Minuten eingestellt wurde. Diese Tatsache berechtigt zu der Annahme, daß die Verhältnisse bei den übrigen Futtermitteln kaum anders sein werden. Bei Rauhfutter ist durch die größere Einverleibungsarbeit sogar anzunehmen, daß das Tier noch eher die Futteraufnahme einstellen und das Bedürfnis zur Ruhe und Verdauung sich stärker bemerkbar machen wird als bei dem sehr gern gefressenen Gemisch aus Rüben, Trebern und Kraftfutter. Mit der festgestellten unterschiedlichen Freßgeschwindigkeit scheint also eine Kennzeichnung des Mengenbedürfnisses der Tiere bereits vorzuliegen.

Tabelle Nr. 11. *Durchschnittliche Höchstaufnahme an Trockenmasse in der Periode nach dem Kalben verglichen mit der Freßgeschwindigkeit aus der 8-Wochen-Periode*

Tier Nr.	kg Tr.M./Min.	In 24 Std. Ø kg Tr.M.	Zeitraum	Tier Nr.	kg Tr.M./Min.	In 24 Std. Ø kg Tr.M.	Zeitraum
3	0,086	18,719	31 Tage	10	0,068	18,841	60 Tage
4	0,054	16,987	38 „	13	0,056	16,639	61 „
5	0,150	23,580	30 „	14	0,068	18,087	41 „
6	0,063	17,914	49 „	16	0,104	20,117	60 „
7	0,099	23,218	54 „				

Darstellung Nr. 10:
Durchschnitt der täglichen Höchstaufnahme in der Zeit nach dem Kalben verglichen mit der Freßgeschwindgikeit (kg Tr.M./Min.).

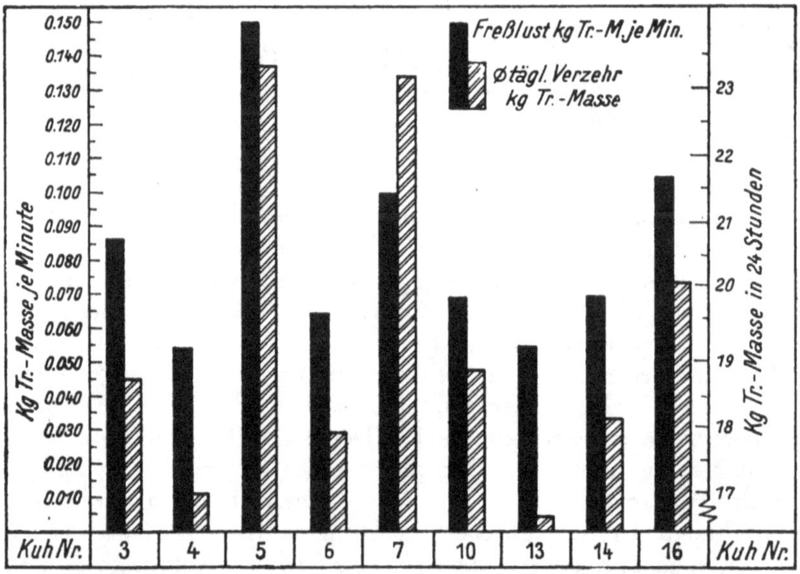

In der Tabelle Nr. 11 und der Darstellung Nr. 10 sind die durchschnittlichen täglichen Futtermengen aus dem Höchstaufnahmeversuch nach dem Kalben der Freßlust (kg Tr. M./Min.) gegenübergestellt. Dabei handelt es sich um ein gewohntes und gern gefressenes Futtergemisch, bei dem auch die Feststellung der Freßzeiten erfolgte. Die Gegenüberstellung zeigt deutlich die Zusammenhänge zwischen der Freßgeschwindigkeit und dem Bedürfnis der Tiere zur Futteraufnahme. Die bis zur vollen Sättigung durchschnittlich aufgenomenen Mengen an Trockenmasse schwanken zwischen 16,639 kg (Nr. 13) und 23,580 kg (Nr. 5) täglich. Die stärkere Abweichung des Tieres Nr. 13 ist vermutlich auf das verbildete Gebiß zurückzuführen. Bei Nr. 7 zeigt sich dagegen bei dem Ergebnis der Freßgeschwindigkeit der Einfluß hoher Futtergaben, da das Tier nur bei Höchstmengen geprüft wurde.

Es bleibt noch die Frage offen, ob durch die Zeitmessung beim Fressen auch ein verändertes Bedürfnis zur Futteraufnahme bei dem gleichen Tier festgestellt werden kann. Diese Frage wird durch den Höchstaufnahmeversuch mit Schnitzeln bereits teilweise beantwortet.

Die Gegenüberstellung der Freßgeschwindigkeit (kg Tr. M./Min.) bei der ersten und letzten Portion (Darst. Nr. 14) des Höchstaufnahmeversuches zeigt, wie sich das verminderte Futteraufnahmebedürfnis mit zunehmender Sättigung in einer starken Verminderung der Freßgeschwindigkeit äußert. Die Abnahme der Freßgeschwindigkeit (kg Tr. M./Min.) gegenüber einer sonst festgestellten Futteraufnahme zeigt damit an, daß auch das Mengenbedürfnis des Tieres geringer geworden ist.

In allen Versuchen wurden neben der Freßzeit die aufgenommenen Futtermengen festgestellt. Bei steigender Freßgeschwindigkeit eines Tieres wachsen seine aufgenommenen Futtermengen (Darst. Nr. 19). Bei verminderter Freßgeschwindigkeit und gleichbleibender Fütterung entstehen Reste (Nr. 16, Nr. 17 und Nr. 18).

2. *Ein einheitlicher Maßstab für die Freßlust*

Nach den vorliegenden Ergebnissen üben die Höhe der Leistung bei einem bestimmten Lebendgewicht des Tieres und die Größe seines Verdauungsraumes einen Einfluß auf die Futteraufnahme aus. Dabei bleibt es ungeklärt, ob die Abhängigkeit der Futteraufnahme vom Gewicht auf den größeren Erhaltungsbedarf eines schweren Tieres zurückzuführen ist oder ob bei der Parallelität von Gewicht und Größe des Verdauungsraumes (Darst. Nr. 11) von dem Tier mehr Futter zur mechanischen Sättigung benötigt wird.

Viel stärker als von diesen Einflüssen wird die Futteraufnahme aber scheinbar durch ein jedem Tier innewohnenden Bedürfnis (Gier) zur Futteraufnahme bestimmt. Dieses unterschiedliche Bedürfnis äußert sich darin, daß die nach Leistung, Körpergewicht und Größe des Verdauungsraumes erwartungsgemäß aufzunehmenden Futtermengen von einigen Tieren z. T. recht erheblich über- oder unterschritten werden. Dieses spezifische Bedürfnis zur Futteraufnahme findet, wie die weiteren Untersuchungen gezeigt haben, einen sichtbaren Ausdruck in der Geschwindigkeit, mit der die Tiere ein einheitliches Futter aufnehmen. Es kann dabei als erwiesen angesehen werden, daß sich diese Unterschiede mindestens über eine ganze Laktation hin erstrecken. Weiter hat sich gezeigt, daß sich besonders die Tiere, die auffallend schnell oder langsam fressen, bei allen Versuchen deutlich abzeichnen.

Es erscheint daher angebracht, den Begriff „kg Tr. M./Min." zur Kennzeichnung der Freßlust eines Tieres zu verwenden. Damit ist eine Möglichkeit gegeben, Tiere untereinander zu vergleichen. Daneben hat dieser Begriff für die Freßlust noch den Vorteil, daß damit leicht gewisse Einflüsse auf die Futteraufnahme nachgewiesen werden können. Jede subjektive Beurteilung wird weit-

Darstellung Nr. 11:
Lebendgewicht verglichen mit der Größe des Verdauungsraums.

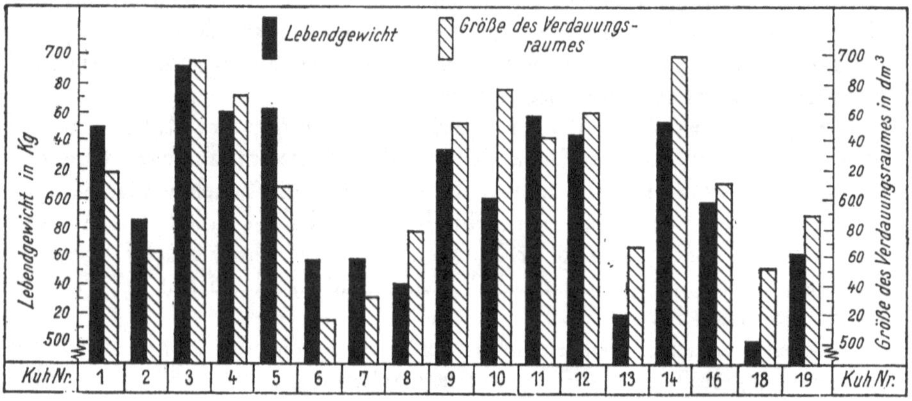

gehend ausgeschaltet und von einer objektiven Zahl ersetzt. Die Versuche können unabhängig von Ort und Zeit beliebig wiederholt werden.

Unter Freßlust ist daher in den bisherigen und folgenden Untersuchungen die Futtertrockenmasse eines Futtermittels zu verstehen, die, ausgedrückt in kg, durchschnittlich von den Tieren in 1 Minute aufgenommen wird.

3. *Einflüsse, die die Freßlust verändern.*

a) *Auswirkung von Futterneid auf die Freßlust*

Zur Erzeugung von Futterneid wurde bei allen Tieren die oben beschriebene Futterzeitverschiebung vorgenommen. Dieser Versuch hat den Nachteil, daß in keinem Falle Verhältnisse herrschen, wie sie bei normaler Fütterung gegeben sind, da die Mengen- und Zeitermittlung immer eine Einzelfütterung erforderlich macht.. Beide Versuche erbrachten daher kein eindeutiges Ergebnis (Tab. Nr. 12 und 13).

Die Futterzeitverschiebung innerhalb der Stallseiten bewirkte nur bei den Tieren Nr. 5, 6, 11 , 12, 14, 15 und 17, die zeitverschobene Fütterung der Nachbartiere nur bei den Tieren Nr. 2, 7, 11, 13, 15 und 16 eine beschleunigte Futteraufnahme. Aus den Ergebnissen dieses Versuches ist der Schluß zu ziehen, daß sich bei Einzelfütterung von Kühen kein Einfluß von Futterneid bemerkbar macht. Nach den Ergebnissen der Darstellungen Nr. 6 und 7 kann vielmehr die Vermutung ausgesprochen werden, daß durch Einzelfütterung ein Einfluß von Futterneid auf die Freßlust beseitigt wird. Nach Beginn der Einzel-

Tabelle Nr. 12. *Freßlust bei Futterzeitverschiebung von Seite zu Seite*

Nr. Tier	Normale Fütterung			10 Min. später		
	Aufgen. kg Tr.M.	benötigte Zeit Min.	Freßlust kg/Min.	Aufgen. kg Tr.M.	benötigte Zeit Min.	Freßlust kg/Min.
1	45,080	343	0,131	45,080	379	0,119
2	45,080	621	0,073	45,080	619	0,073
3	45,080	547	0,082	48,620	595	0,082
4	32,832	709	0,046	33,792	922	0,037
5	35,840	285	0,126	164,735	1091	0,151
6	42,980	920	0,047	61,200	849	0,072
7	201,745	1761	0,120	223,864	2345	0,091
8	47,280	524	0,090	45,080	505	0,089
9	145,320	1126	0,129	59,920	524	0,114
11	138,880	1106	0,117	57,720	490	0,118
12	56,502	424	0,131	28,700	179	0,146
13	171,581	2589	0,066	66,320	1352	0,049
14	64,880	882	0,074	61,600	660	0,093
15	45,080	644	0,070	45,080	608	0,074
16	56,240	461	0,122	35,840	341	0,106
17	44,520	580	0,077	45,080	525	0,086

Tabelle Nr. 13. *Freßlust bei Futterzeitverschiebung von Tier zu Tier*

Tier Nr.	Normale Fütterung			10 Min. später		
	Aufgen. kg Tr.M.	benötigte Zeit Min.	Freßlust kg/Min.	Aufgen. kg Tr.M.	benötigte Zeit Min.	Freßlust kg/Min.
1	38,400	351	0,109	35,712	498	0,072
2	43,930	882	0,049	40,140	721	0,056
3	61,600	640	0,096	61,600	747	0,082
4	175,760	2458	0,071	37,660	1107	0,030
5	241,027	1466	0,164	252,303	1785	0,141
6	123,474	1713	0,072	156,240	2609	0,060
7	232,344	2681	0,087	242,948	2305	0,105
8	54,880	435	0,126	47,076	726	0,065
9	132,700	1278	0,104	143,880	1581	0,090
10	17,920	208	0,086	35,840	585	0,061
11	137,720	1231	0,112	127,038	1141	0,111
12	55,215	397	0,139	47,720	514	0,093
13	140,987	2761	0,051	148,796	2651	0,056
14	150,048	2247	0,067	86,856	1519	0,057
15	44,640	767	0,058	25,295	288	0,087
16	67,518	737	0,092	69,878	677	0,103

fütterung nahmen alle Tiere außer Nr. 2, 7, 11, 13 das Futter in der 2. Woche langsamer auf. Vermutlich merkten sie allmählich, daß die Nachbarn nicht mehr von ihrem Futter fressen konnten. Sie reagierten darauf durch langsamere Futteraufnahme.

b) *Der Einfluß der Trächtigkeit, einer veränderten Umwelt und der Größe der Futtergaben auf die Freßlust*

Im Laufe der Trächtigkeit erhöht sich das Gesamtgewicht von Uterus und Inhalt von 2,3 nach 14 auf 148,6 kg nach 276 Trächtigkeitstagen (SWETT [63]

S. 1). Damit ist neben einer erhöhten physiologischen Belastung des Organismus auch eine Verkleinerung des Verdauungsraumes zu erwarten. Auf die Freßlust wirken sich diese Veränderungen so aus, wie die Tabelle Nr. 14 und die Darstellung Nr. 12 zeigen. In den letzten 4 Wochen vor dem Kalben sinkt die Freßlust (kg Tr. M./Min.) ständig ab. Dabei wurden alle Tiere in der Vorbereitungszeit bei gleichen Futtermitteln und gleichen Mengen geprüft. Der Anstieg der Freßlust nach dem Kalben ist bei den Tieren recht unterschiedlich. Bei einigen nimmt die Freßlust langsam aber gleichmäßig zu, während andere Tiere sofort nach dem Kalben sehr gierig fressen, um sich dann mit einigen Schwankungen auf die entsprechende Höhe einzustellen. Wie weit hierfür Komplikationen beim Abkalben verantwortlich zu machen sind, muß zunächst offen bleiben.

Tabelle Nr. 14. *Die Freßlust vier Wochen vor und nach dem Kalben*
(Angaben in kg Tr. M./Min.)

Tier Nr.	4. Woche	3. Woche	2. Woche	letzte Woche	4. : le. Wo.	Freßlust der 8-Wo.-Per.
	A. Vor dem Kalben					
1	0,075	0,042	—	—	32 %	0,105
3	0,102	0,088	0,080	0,071	22 %	0,086
4	0,051	0,037	0,035	0,034	9 %	0,054
5	—	0,140	0,127	0,124	17 %	0,150
6	0,072	0,069	0,052	0,046	19 %	0,063
7	—	—	—	0,066	— %	0,099
10	0,072	0,073	0,081	0,074	6 %	0,068
14	0,090	0,082	0,080	0,059	28 %	0,068
16	0,120	0,102	0,097	0,091	35 %	0,104
	B. Nach dem Kalben			1. *Woche*		
1	—	—	—	—	—	0,105
3	0,132	0,100	0,083	0,064	—	0,086
4	0,055	0,062	0,059	0,063	—	0,054
5	0,197	0,172	0,165	0,196	—	0,150
6	0,062	0,067	0,065	0,091	—	0,063
7	—	0,106	0,133	0,111	—	0,099
10	0,067	0,080	0,072	0,073	—	0,068
14	0,072	0,067	0,065	0,062	—	0,068
16	0,168	0,132	0,167	0,092	—	0,104

Nach den Ergebnissen der Darstellung Nr. 12 kann die Vermutung ausgesprochen werden, daß sich beim Tier Nr. 10 der Einfluß einer veränderten Umwelt auf die Freßlust bemerkbar macht. Die Kuh wurde kurz vor Beginn der Untersuchungen aus einem Behelfsstall in den Bestand eingestellt. In den ersten Tagen wurde sie sichtbar durch die Nachbartiere beim Fressen gehindert. Nach dem Ergebnis der Darstellung Nr. 12 dauerte die Gewöhnung an die neue Umgebung etwa 3 Wochen. In dieser Zeit nahm die Freßlust ständig zu. Erst in der letzten Woche vor dem Kalben macht sich die hohe Trächtigkeit in einem Absinken der Freßlust bemerkbar. Dieses einzelne Ergebnis soll deshalb nicht unerwähnt bleiben, weil es die Beobachtungen während der Versuchsdurchführung bestätigt und als Hinweis für weitere Untersuchungen zu dieser Frage gedacht ist.

Darstellung Nr. 12:
Die Freßlust vor und nach dem Kalben

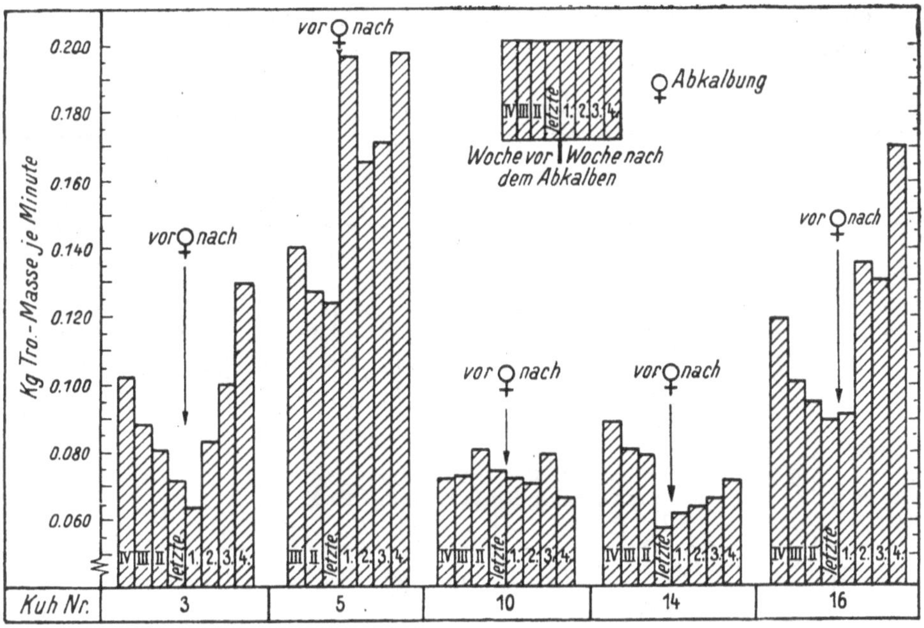

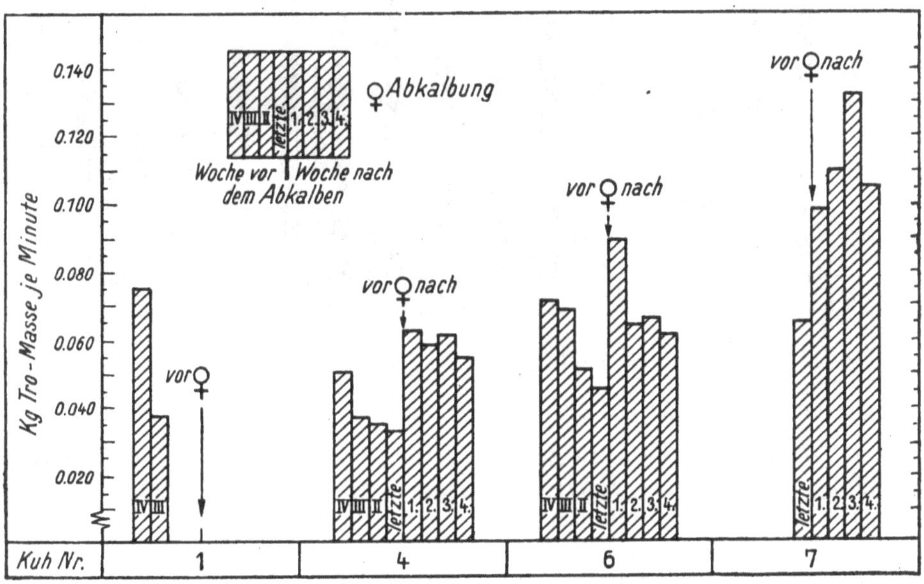

Auch die Höhe der Futtergaben wirkt sich auf die Freßlust aus. Mit laufender Futteraufnahme bis zur Sättigung nimmt das Bedürfnis der Tiere zum Fressen ab, bis es schließlich ganz erlischt. Die Tabelle Nr. 15 und die Darstellung Nr. 13 zeigen die Freßlust der Tiere bei der ersten und letzten Portion von 10 kg beim Höchstaufnahmeversuch mit Schnitzeln.

Tabelle Nr. 15. *Die Abnahme der Freßlust mit steigenden Futtergaben*

Tier Nr.	kg Tr.M./Min.			Tier Nr.	kg Tr.M./Min.		
	1. Gabe	letzte Gabe	Abfall		1. Gabe	letzte Gabe	Abfall
1	0,141	0,105	0,036	10	0,209	0,043	0,166
2	0,156	0,020	0,136	11	0,161	0,104	0,057
3	0,092	0,046	0,046	13	0,141	0,021	0,120
4	0,078	0,016	0,062	14	0,126	0,028	0,098
5	0,174	0,039	0,135	16	0,133	0,058	0,075
6	0,126	0,035	0,091	18	0,174	0,059	0,115
8	0,108	0,067	0,041	19	0,123	0,057	0,066
9	0,119	0,098	0,021				

Darstellung Nr. 13:
Der Einfluß hoher Futtergaben auf die Freßlust.

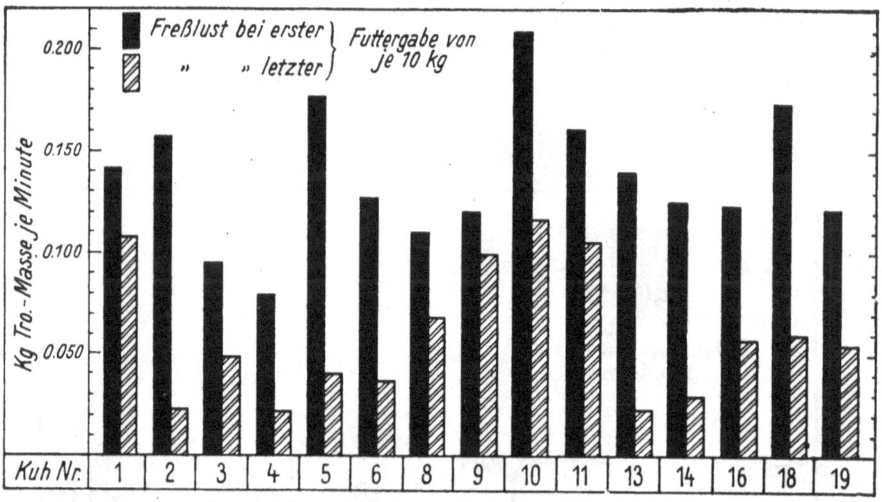

c) Der Einfluß der Futtermittel auf die Freßlust

Rangordnung der Futtermittel

Beim Vergleich der Freßlust gegenüber einzelnen Futtermitteln konnte eine Rangfolge der Beliebtheit festgestellt werden, wie es BAYER ([4] S. 1) bei seinen Versuchen mit Hühnern beobachtete.

Ein unverändertes Gemisch von Rüben, Trebern und Kraftfutter wird von allen Tieren im Durchschnitt mit 0,085 kg Tr. M./Min. aufgenommen. Werden die Rüben durch Rübenblattsilage ersetzt, dann sinkt die Freßlust auf 0,074 kg

Tr. M./Min. Bei Maissilage beträgt sie nur noch 0,067 kg Tr. M./Min. (Darst. Nr. 14). Besonders beachtenswert ist bei diesem Ergebnis die unterschiedliche Freßlust bei den Silagearten, obwohl beide bei der Untersuchung die gleiche Note erhalten hatten.

Eine gleiche Rangfolge ist zwischen Biertrebern und Kraftfutter festzustellen (Tab. Nr. 16 und Darst. Nr. 15).

Darstellung Nr. 14:
Freßlust bei Rüben und Silagearten.

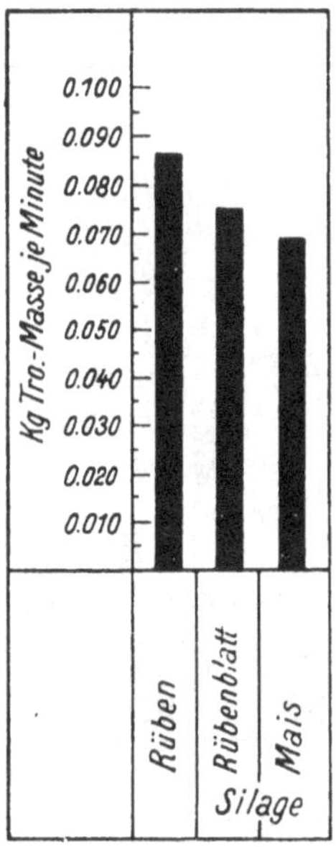

Darstellung Nr. 15:
Freßlust bei Trebern und Kraftfutter.

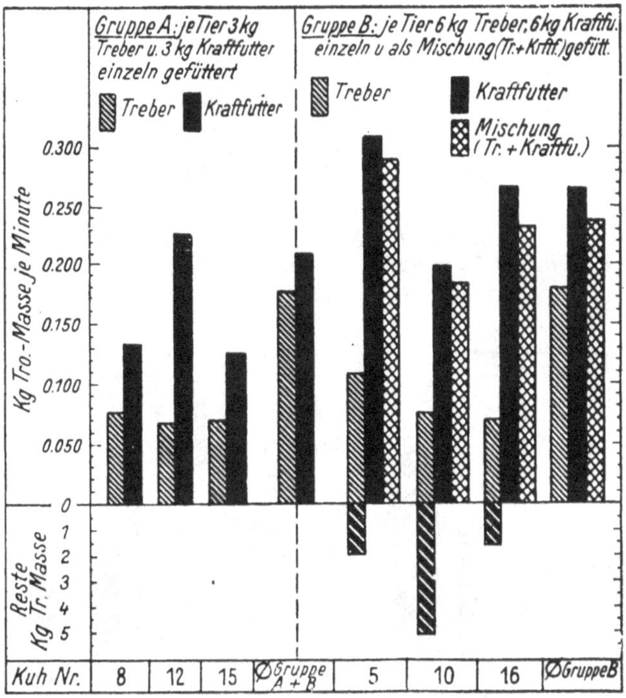

Tabelle Nr. 16. *Freßlust bei Trebern und Kraftfutter*

Tier Nr.	kg Tr.M./Min.			Reste kg Tr.M. in der Periode		
	Treber	Kraftf.	Tr.+Kraftf.	Treber	Kraftf.	Tr.+Kraftf.
Gruppe A						
8	0,082	0,136	—	—	—	—
12	0,071	0,231	—	—	—	—
15	0,074	0,131	—	—	—	—
Gruppe B						
5	0,118	0,316	0,291	2,046	—	—
10	0,078	0,211	0,194	5,214	4,048	0,622
16	0,076	0,270	0,235	1,760	—	—
Ø A B	0,083	0,216	—	—	—	—
Ø B	0,087	0,266	0,240	—	—	—

Im Durchschnitt konnte bei den 6 geprüften Tieren bei Kraftfutter eine Freßlust von 0,216 (0,266 bei den Tieren der Gruppe B) und bei Trebern von 0,083 (0,087 bei den Tieren der Gruppe B) kg Tr. M./Min. festgestellt werden.

Ganz ähnlich ist das Ergebnis des Versuches mit Milocorn und Trockenschnitzeln. (Tab. Nr. 17 und Darst. Nr. 16).

Die Trockenschnitzel wurden im Durchschnitt mit 0,135, das Milocorn mit 0,225 kg Tr. M./Min. gefressen.

Tabelle Nr. 17. *Freßlust bei Trockenschnitzeln und Milocorn*

Tier Nr.	kg Tr.M./Min.			Reste kg Tr.M. in der Periode		
	Tr.Schn.	Milocorn	Tr.S.+Mil.	Tr.Schn.	Milocorn	Tr.S.+Mil.
4	0,102	0,212	0,175	1,900	—	—
11	0,198	0,261	0,219	—	—	—
13	0,104	0,202	0,174	0,910	—	—
∅	0,135	0,225	0,189	—	—	—

Darstellung Nr. 16: Freßlust bei Trockenschnitzeln und Milocorn

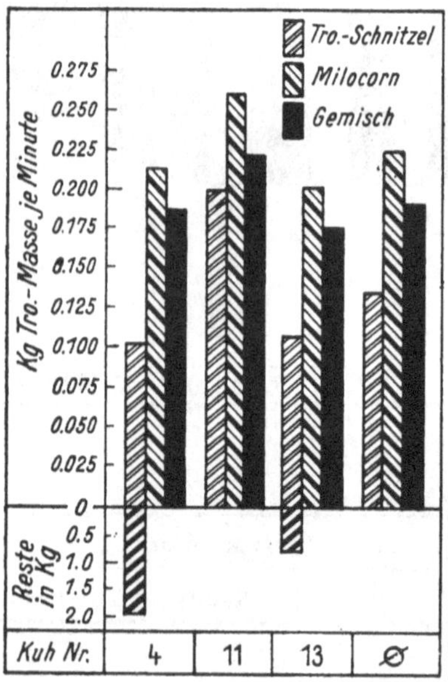

Darstellung Nr. 17: Freßlust bei Kalkzufütterung

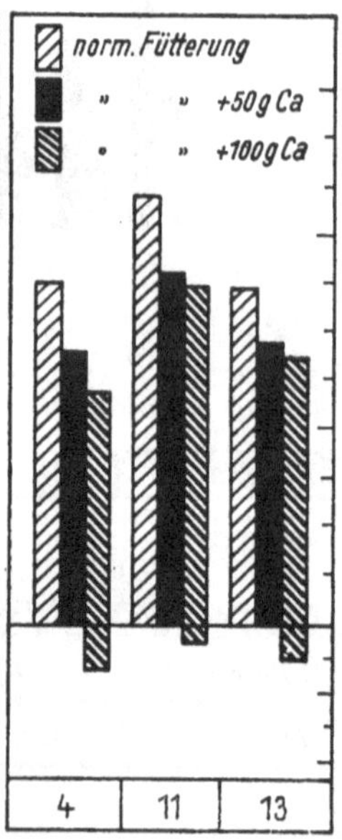

Darstellung Nr. 18: Fütterungsversuch mit Fenchelzusatz

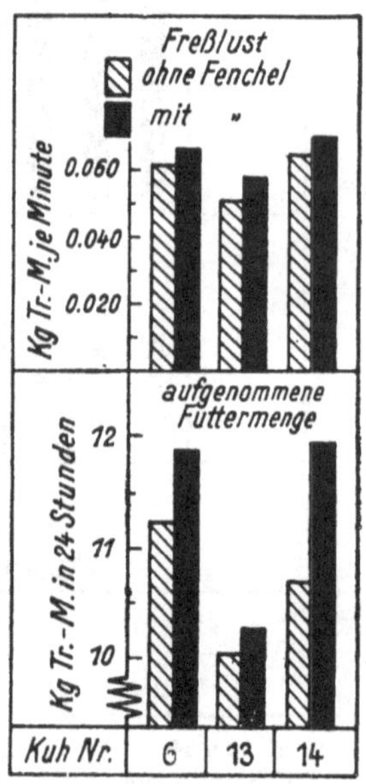

Mischen von Futtermitteln unterschiedlicher Beliebtheit

Die beiden Versuche der Darstellungen Nr. 15 und Nr. 16 zeigen die Wirkung von Mischungen aus Futtermitteln unterschiedlicher Beliebtheit auf die Freßlust. Es ist in beiden Versuchen gegenüber dem schlechter gefressenen Bestandteil eine erhebliche Steigerung der Freßlust zu beobachten. Dabei ist auffallend, daß selbst bei Gemischen, in denen das unbeliebtere Futtermittel überwiegt, die Steigerung größer ist, als es den Anteilen nach zu erwarten ist.

Einfluß von Zusatzstoffen und Wasser

Ein Zusatz von Futterkalk, der auf das Futter gestreut wurde, hatte eine nicht unerhebliche Verminderung der Freßlust zur Folge. Eine Verdoppelung des Zusatzes machte sich nur wenig bemerkbar (Tab. Nr. 18 und Darst. Nr. 17).

Tabelle Nr. 18. *Freßlust bei steigenden Mineralstoffgaben auf das Futter*

Tier Nr.	kg Tr.M./Min.			Reste kg Tr.M. in der Periode		
	I 3 kg Kraftf.	II + 50 g Ca	III + 100 g Ca	I	II	III
4	0,175	0,140	0,134	—	—	0,724
11	0,219	0,180	0,174	—	—	0,172
13	0,174	0,147	0,142	—	—	0,543

Eine Steigerung der Freßlust konnte mit einem Zusatz von Fenchel zum Futter erreicht werden (Tab. Nr. 19 und Darst. Nr. 18). Die Steigerung der Mengenaufnahme durch die Zugabe von Fenchel beträgt im Durchschnitt bei den 3 Versuchstieren 0,260, 0,661 und 1,221 kg Tr. M. täglich. Mit diesen Veränderungen der Mengenaufnahme verändert sich auch die Freßlust (kg Tr. M./Min.) gleichlaufend. Das Ergebnis dieses Versuches ist umso erstaunlicher, als bisher meistens nur bei schlechten Futtermitteln derartige Wirkungen von künstlichen Aromastoffen beobachtet werden konnten.

Tabelle Nr. 19. *Freßlust bei Zusatz von Fenchel*

Tier Nr.	I. ohne Zusatz		II. mit 50 g Fenchel		Verbesserung II : I	
	∅ täglich kg Tr.M.	Freßlust kg T.M./Min.	∅ täglich kg Tr.M.	Freßlust kg T.M./Min.	∅ täglich kg Tr.M.	Freßlust kg T.M./Min.
6	11,232	0,060	11,893	0,066	0,661	0,006
13	10,024	0,050	10,284	0,056	0,260	0,006
14	10,696	0,066	11,917	0,069	1,221	0,003

Als Futterzusatzstoff ist nach dem Ergebnis der Darstellung Nr. 19 (Tab. Nr. 20) auch das Lüneburger Herdbuchfutter anzusprechen. Das Herdbuchfutter ist in Würfel gepreßt und wurde den Tieren in dieser Form verabreicht. Trotz einer Erhöhung der Futtermenge um etwa 1,8 kg Trockenmasse je Futterzeit konnte bei den Tieren des Versuches eine Steigerung der Freßlust von 0,267 auf 0,287 kg Tr. M./Min. erreicht werden.

Tabelle Nr. 20. *Freßlust bei Kraftfutter und Lüneburger Herdbuchfutter*

Tier Nr.	Freßlust kg Tr.M./Min.		Reste kg Tr.M. in d. Per.	
	Kraftfutter	Kraftfutter + Lüneb. Hdbf.	Kraftfutter	Kraftfutter + Lüneb. Hdbf.
3	0,253	0,267	—	—
5	0,285	0,306	—	—
16	0,264	0,288	—	—
Ø	0,267	0,287	—	—

Darstellung Nr. 19: Freßlust bei Lüneburger Herdbuchfutter

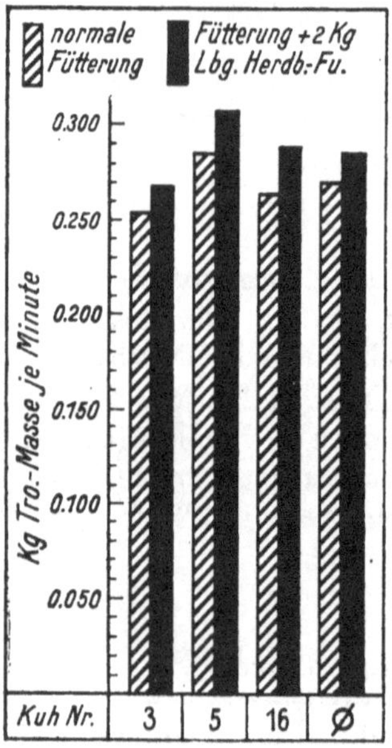

Darstellung Nr. 20: Gewichtsentwicklung der Kuh Nr. 1 nach der Operation

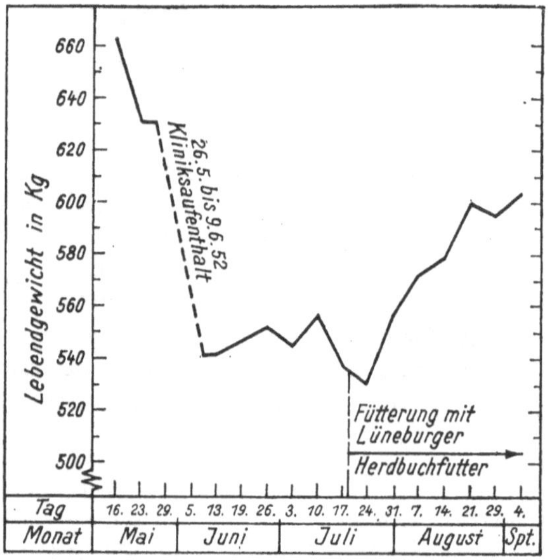

Das Tier Nr. 1 konnte erst durch Verabreichung dieses Futtermittels zu einer ausreichenden Futteraufnahme angeregt werden. Nach Rückkehr aus der Klinik hatte es vom 9. 6. bis 30. 6. die Mischung Nr. 4, vom 1. 7. bis 7. 7. die Mischung Nr. 6, vom 8. 7. bis 18. 7. die Mischungen Nr. 6 und Nr. 3 im Verhältnis 1 : 1 nicht gefressen. Erst ab 19. 7., nach Verabreichung des Lüneburger Herdbuchfutters, wurde die Futteraufnahme und damit die Körpergewichtszunahme wieder normal (Tab. Nr. 21 und Darst. Nr. 20). Das Tier nahm nach einer Woche etwa 6 kg täglich auf. Am 30. 7. wurde das Herdbuchfutter erneut durch die Mischung Nr. 5 ersetzt. Das Tier verweigerte wieder die Futteraufnahme. Nur in einem Verhältnis von 2 kg Mischung Nr. 5 und 4 kg Herdbuchfutter blieb die Futteraufnahme auch weiterhin befriedigend. Nach diesen Versuchen zu urteilen, übt auch die Form des Futtermittels einen Einfluß auf die Freßlust aus.

Tabelle Nr. 21. *Gewichtsentwicklung des Tieres Nr. 1*

Datum:	3. 4.	10. 4.	17. 4.	24. 4.	2. 5.	8. 5	9. 5.	15. 5.	23. 5.	26. 5.—9. 6.	13. 6.
Gew. kg	750	758	740	763	745	735	♀	664	630	Klinik	540
Datum:	19. 6.	26. 6.	3. 7.	10. 7.	17. 7.	24. 7.	31. 7.	7. 8.	14. 8.	21. 8.	29. 8.
Gew. kg	545	550	545	555	535	530	556	572	578	600	595

Nach einem Vergleich der Futterhöchstaufnahme in der Zeit nach dem Kalben mit dem Höchstaufnahmeversuch mit Schnitzeln kann die Vermutung ausgesprochen werden, daß eine Verfütterung größerer Wassermengen (30 bis 58 kg) die Futteraufnahme beeinträchtigt. Beim Schnitzelversuch (225 g Tr. M. im kg) betrug nämlich die Aufnahme an Trockenmasse bei den 8 geprüften Tieren durchschnittlich 13,196 kg täglich und war damit um 5,688 kg = 30 % geringer als in der Zeit nach dem Kalben (Tab. Nr. 5).

4. *Zusammenhänge zwischen Freßlust und Futterverwertung.*

a) *Freßlust und Gesamtfutterverwertung*

Nachdem BIEDERMANN [5] die Brauchbarkeit von Kurzprüfungen (21 Tage) der Futterverwertung nachgewiesen hat, erfolgen die Untersuchungen der Freßlust und der Futterverwertung im Abschnitt von der 4. bis 8. Woche nach dem

Darstellung Nr. 21:
Freßlust und Futterverwertung unter Berücksichtigung des Lebendgewichtes

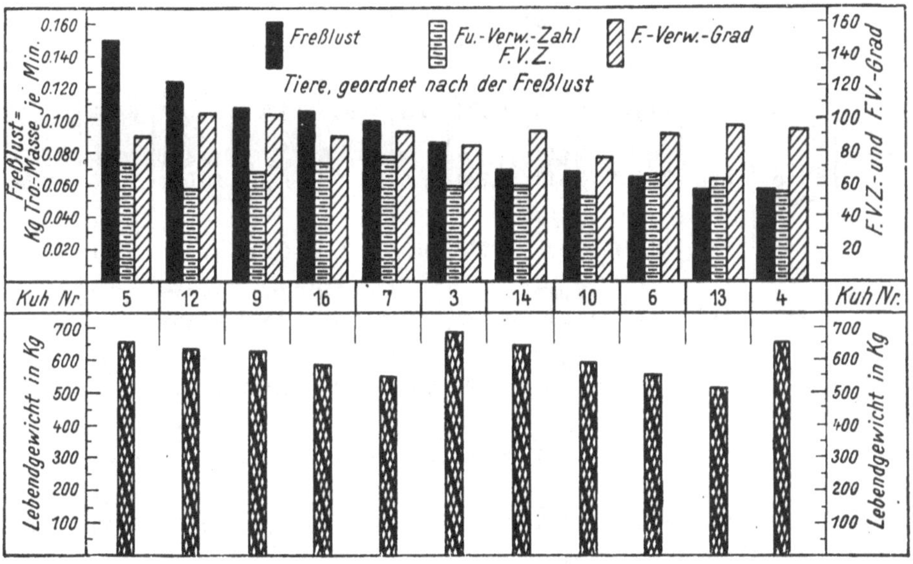

Kalben. Nach BÜNGER ([11] S. 58) erscheint diese Zeit besonders günstig, da dann alle Tiere den Höhepunkt ihrer Laktation erreicht haben. Bei Tieren, deren Kulminationspunkt schon im ersten Monat nach dem Kalben festgestellt werden kann, ist ein Leistungsabfall bis dahin kaum sichtbar. Diese Zeit hat außerdem den Vorteil, daß die Schwankungen des Fettgehaltes normal sind und eine Beeinflussung durch eine neue Trächtigkeit noch nicht gegeben ist.

Die Versuche erbrachten die gleiche Abhängigkeit der Gesamtfutterverwertung von Leistung und Körpergewicht, wie sie BIEDERMANN [5] bei seinen Untersuchungen gefunden hat. In den Darstellungen Nr. 1 und 2. und in den Untersuchungen von MÜLLER [46] ist eine weitgehende Übereinstimmung von Freßlust und Leistung festzustellen. Die Darstellung Nr. 9 deutet an, daß sich eine geringe Freßlust bei schweren Tieren besonders nachteilig auf die Leistung auswirken kann. Die Ergebnisse der Tabelle Nr. 22 und der Darst. Nr. 21 zeigen bei allen Tieren, wie eng eine gute Gesamtfutterverwertung von der Freßlust abhängig ist.

Tabelle Nr. 22. *Die Futterverwertung in der 4. bis 8. Woche nach dem Kalben*

Tier Nr.	Gewicht + Erh.Bed. (St.E.)	Ø tägl. 4 % FCM	Bruttokalor. in 1000	Ø tägl. Verzehr in St.E.	Nettokalor. in 1000	Endgewicht in kg	Gewichtsdifferenz	In 1000 Ø täglich Nettokalor.	Nettokalor. in 1000 für Erh. + Leistg.	FVZ	Futterverwertungsgrad
3	740	22,7	16,812	11 328	26,689	712	− 28	+1,513	28,202	59,61	83,17
	3896										
Norm				9 957					23,459	71,67	
4	715	13,7	10,146	7 735	18,224	700	− 15	+0,811	19,035	53,30	92,41
	3808										
Norm				7 466					17,590	57,68	
5	690	29,5	21,848	12 575	29,627	680	− 10	+0,540	30,167	72,42	90,41
	3719										
Norm				11 575					27,275	80,10	
6	570	18,6	13,775	8 572	20,196	545	− 25	+1,351	21,547	63,93	90,09
	3274										
Norm				8 240					19,413	70,96	
7	585	31,6	23,403	12 640	29,780	570	− 5	+0,270	30,050	77,80	92,26
	3331										
Norm				11 768					27,725	84,41	
9	645	16,6	12,294	7 801	18,375	655	+ 10	− 0,540	17,839	68,91	105,40
	3555										
Norm				7 987					18,817	65,33	
10	685	18,2	13,479	11 230	26,450	690	+ 5	− 0,270	26,188	51,47	77,00
	3700										
Norm				8 559					20,165	66,84	
12	665	11,7	8,665	7 368	17,359	705	+ 40	− 2,161	15,198	57,01	104,70
	3628										
Norm				6 752					15,907	54,47	
13	575	15,8	11,701	8 063	18,996	580	+ 5	− 0,270	18,726	62,49	94,92
	3293										
Norm				7 512					17,698	66,11	
14	635	16,2	11,998	8 670	20,427	640	+ 5	− 2,270	20,157	59,52	91,63
	3519										
Norm				7 844					18,480	64.92	
16	580	26,2	19,404	11 440	26,952	582	+ 2	− 0,108	26,845	72,28	90,46
	3312										
Norm				10 307					24,283	79,90	

Die bessere Freßlust der Tiere Nr. 12 und 14 gegenüber dem Tier Nr. 13 reicht nicht aus, um die Unterschiede des Erhaltungsbedarfes der 3 Tiere auszugleichen. Dadurch ist die Gesamtfutterverwertung des Tieres Nr. 13 höher als die der schweren Tiere Nr. 12 und 14. Tiere mit gleichem Gewicht und unterschiedlicher Freßlust unterscheiden sich in gleicher Weise in ihrer Gesamtfutterverwertung (z. B. Nr. 4, 5 und 6, 7). Die Gesamtfutterverwertung der Tiere Nr. 5 und 7 ist erheblich besser als diejenige der gleich schweren Tiere Nr. 4 und 6, weil sie eine erheblich größere Freßlust haben als diese.

b) Freßlust und physiologische Futterverwertung

Ein Zusammenhang zwischen Freßlust und physiologischer Futterverwertung konnte bei den geprüften Tieren nicht festgestellt werden. Die physiologische Futterverwertung ist zum Vergleich mit der Freßlust ebenfalls in der Darstellung Nr. 21 wiedergegeben. Es sind auch kaum Zusammenhänge zu erwarten, da das Vorhandensein eines physiologischen Hungergefühls, wie es BRODY[7] vermutet, recht problematisch ist. Treffen die von BRODY vertretenen Auffassungen zu, dann wäre allerdings zu erwarten, daß ein Tier mit einer guten physiologischen Futterverwertung das Hungergefühl leichter beseitigen könnte, da die Nährstoffe für Erhaltung, Leistung und Depots reichlicher zur Verfügung ständen, was eine Verminderung der Freßlust zur Folge haben würde und umgekehrt. Da aber keine Gesetzmäßigkeit dieser Beziehungen festzustellen ist, muß auch das Vorhandensein eines physiologischen Hungergefühls bei Rindern in Zweifel gezogen werden.

VII. Kritik der Ergebnisse

Die Versuche wurden mit einem verhältnismäßig kleinen Versuchsmaterial durchgeführt. Es ist daher kaum möglich, aus allen Ergebnissen feste Schlüsse zu ziehen, ohne daß eine Bestätigung durch Wiederholung der Versuche erfolgt. Durch die geringe Anzahl der Versuchstiere war es auf der anderen Seite möglich, alle Erhebungen sehr genau durchzuführen, ohne daß der Aufwand über ein erträgliches Maß hinaus anstieg. Eine statistische Verarbeitung der Ergebnisse wurde daher nicht durchgeführt.

Bei der Erfassung der Freßlust durch Ermittlung der in der Minute aufgenommenen Trockenmasse sind die Abweichungen in den Ergebnissen zu berücksichtigen, die dadurch entstanden sind, daß die Tiere nicht im gleichen Zeitpunkt vor und während der Laktation geprüft werden konnten und dadurch die täglichen Futtermengen recht unterschiedlich waren, wodurch besonders beim Tier Nr. 7 eine Beeinflussung des Ergebnisses eingetreten ist.

Bei den durchgeführten Höchtaufnahmeversuchen mit Schnitzeln ist das ungewohnte Futtermittel und die nur zweimalige Durchführung als Unsicherheit zu berücksichtigen.

Auf die Schwierigkeiten der Volumenermittlung des Verdauungsraumes wurde eingangs hingewiesen.

Bei den Ergebnissen des Tieres Nr. 13 ist das veränderte Gebiß zu berücksichtigen.

Die Ermittlung der Futterverwertung nach BIEDERMANN stößt bei gleichen Ergebnissen auf die von ihm erwähnten Schwierigkeiten. Die individuellen Unterschiede wirken sich bei dem kleinen Versuchsmaterial stärker aus als bei einer großen Anzahl von Tieren.

VIII. Folgerungen

Bei der Anwendung der Methode zur Erfassung der Freßlust ist es erforderlich, daß alle Tiere unter gleichen Bedingungen und Voraussetzungen geprüft und verglichen werden. Damit soll erreicht werden, daß Einflüsse auf die Freßlust durch die Futtermischung, die Höhe der Trächtigkeit und unterschiedliche Futtergaben weitgehend ausgeschaltet werden. Es wird daher folgende Vereinheitlichung vorgeschlagen:

Als zweckmäßigstes Futtermittel ist die Futterrübe zu verwenden. Schwankungen ihres Wassergehaltes, die bei längerer Lagerung auftreten können, sind kaum in der Lage, das Ergebnis der Untersuchungen wesentlich zu beeinflussen. Rüben sind in allen Betrieben vorhanden und werden von den Tieren gern gefressen. Sie sind gemahlen in einheitlichen Mengen von 20 kg zu verfüttern. Zusätzlich sind den Tieren zur gleichen Futterzeit 4 kg Trockenschnitzel zu verabreichen. In der Gesamtration eines Tages sollen 14 bis 16 kg Trockenmasse enthalten sein. Das Futtergemisch ist zu Beginn einer täglichen Futterzeit zu verfüttern.

Die Dauer der Prüfung beträgt 21 Tage. Sie ist in der Zeit vom 3. bis 7. Monat vor dem nächsten Kalben durchzuführen.

Wenn weitere Untersuchungen bei einer derartigen Versuchsdurchführung die gleichen Ergebnisse erbringen, dann erscheint es vorteilhaft, zur Kennzeichnung der Freßlust folgende 3 Klassen zu verwenden:

Klasse I	Freßlust $>$ 0,100		kg Tr. M./Min.
Klasse II	Freßlust	0,060 bis 0,099	kg Tr. M./Min.
Klasse III	Freßlust $<$ 0,060		kg Tr. M./Min.

Es erscheint wünschenswert, ähnliche Untersuchungen bei Jungtieren durchzuführen. Sollten bei Tieren ohne Milchleistung bereits Unterschiede in der Freßlust festzustellen sein, wie z. B. bei den Kühen Nr. 4 und Nr. 5 (0,054 kg Tr. M./Min. und 0,150 kg Tr./Min.), dann besteht die Vermutung, daß nicht die Leistung die Höhe der Futteraufnahme bestimmt, sondern die Freßlust für die Höhe der Leistung und damit für die Gesamtfutterverwertung mitverantwortlich ist, wie es WITT [66] bereits andeutet.

Damit wäre gleichzeitig eine Möglichkeit geschaffen, Tiere mit einer schlechten Freßlust und damit ungenügenden Voraussetzungen für hohe Leistungen mühelos zu erkennen und von der Zucht auszuschalten.

Futterkalkgaben auf das Futter in der Zeit des größten Bedarfes vor dem Kalben haben einen ungünstigen Einfluß auf die Freßlust. Es erscheint zweckmäßig, die Reihenfolge der Fütterung in der Vorbereitungszeit zu wechseln und die höchsten Futtergaben zu Beginn der Trockenperiode zu verabreichen. Damit wäre gleichzeitig bei gierigen Tieren die Voraussetzung für ein reibungsloses Abkalben gegeben, da die Gefahr besteht, daß die Tiere kurz vor der Geburt zu viel Futter aufnehmen.

Die Geschwindigkeitsunterschiede bei der Futteraufnahme und der ständige Wechsel der Umwelt bei Gruppenfütterung lassen diese in ihrem Erfolg fragwürdig erscheinen und unterstreichen die Forderung von SCHADE[52] nach individueller Einzelfütterung.

Es ist angebracht, die Rangfolge der Futtermittel zu beachten und die Futteraufnahme dadurch zu erhöhen, daß Mischungen aus Futtermitteln unterschiedlicher Beliebtheit verabreicht werden.

Nach den Versuchen mit Lüneburger Herdbuchfutter liegt die Vermutung nahe, daß auch die Form des Futtermittels in der Lage ist, einen Einfluß auf die Freßlust auszuüben.

Trotz der Steigerung der Futteraufnahme durch Zusatz von Fenchel erscheint die Rentabilität einer solchen Fütterung sehr zweifelhaft, da eine tägliche Gabe von 100 g etwa 0,50 DM kostet, was in keinem Verhältnis zum Erfolg steht.

IX. Zusammenfassung

1. Auf dem Gebiete der Rinderhaltung ist eine Leistungssteigerung vor allem durch die Auswahl bester Futterverwerter möglich.
2. Für die Abeit ergaben sich folgende Fragen:
   a) Welche Gesetzmäßigkeiten bestehen zwischen Freßlust und Futteraufnahme?
   b) Besteht eine Möglichkeit zur Schaffung eines einheitlichen Begriffes für die Freßlust?
   c) Welche Einflüsse verändern die Freßlust?
   d) Welche Beziehungen bestehen zwischen Freßlust und Futterverwertung?
3. Die bisherigen Untersuchungen zu diesen Fragen haben gezeigt: Als Maßstab der Futteraufnahme und des Futtervolumens wird die Trockenmasse verwendet, da sich der Begriff „Ballast" als unvollkommen erwiesen hat.

   Die Futteraufnahme ist bei Milchkühen sehr unterschiedlich und von Körpergewicht und Leistung abhängig. SVOBODA[62] glaubt mit seinen Normen dem mit steigendem Lebendgewicht und zunehmender Leistung sich relativ vermindernden Bedarf an Futtertrockenmasse zur Herbeiführung der physiologischen und mechanischen Sättigung genügend Rechnung zu tragen.

   Eine Beeinflussung der Futteraufnahme durch die Größe des Verdauungsraumes scheint zu bestehen. Die Ermittlung des Fassungsvermögens der Tiere stößt auf große Schwierigkeiten.

Bei Rindern werden Futteraufnahme und Freßlust von Verdauungsstörungen, Duft- und Aromastoffen und unterschiedlicher Schmackhaftigkeit der Futtermittel beeinflußt. Auch konnten Zusammenhänge zwischen Futteraufnahme und Freßgeschwindigkeit beobachtet werden.

Die Futterverwertung ist nach BIEDERMANN[5] in Gesamtfutterverwertung und physiologische Futterverwertung zu unterscheiden. Bei Kälbern konnte WITT[66] einen Einfluß einer guten Freßlust auf die Gesamtfutterverwertung feststellen. BIEDERMANN weist auf die Möglichkeit derartiger Zusammenhänge bei Kühen hin.

4. Die Versuche zu dieser Arbeit wurden vom 1. 1. bis 31. 8. 1952 auf dem Lehr- und Versuchsgut „Oberer Hardthof" in Gießen mit 16 (19) Tieren durchgeführt.

5. Folgende Versuchstechnik und Versuchsanordnung wurde gewählt: Den Tieren, die in der Zeit der Versuche abkalbten, wurde nach dem Kalben 8 bis 10 Wochen lang Zeit und Gelegenheit zur beliebigen Futteraufnahme gegeben. Am Ende der Versuche erhielten alle Tiere an zwei nicht aufeinanderfolgenden Tagen ein Gemisch aus eingeweichten roten Rüben, Steffenschnitzeln und Trockenschnitzeln in Portionen von 10 kg bis zur vollen Sättigung. Am zweiten Tage wurden vor und nach dem ersten Füttern die Rundmaße festgestellt.

Die Tiere wurden in der Zeit der Versuche einzeln nach Leistung gefüttert. Alle Futtermittel wurden zugewogen und die Futteraufnahme jedes Tieres durch Zurückwiegen der Futterreste ermittelt. Bei einem Futtergemisch aus Rüben, Trebern und Kraftfutter wurden die Freßzeiten in vollen Minuten festgestellt. In Gruppen zu je 3 Tieren wurde die Aufnahmegeschwindigkeit in gleicher Weise bei einzelnen Futtermitteln und bei Zusatz von Kalk, Fenchel und Lüneburger Herdbuchfutter geprüft. Daneben wurde mit allen Tieren eine Futterzeitverschiebung durchgeführt.

Zur Erfassung der Futterverwertung wurden von den Futtermitteln Durchschnittsproben auf ihren Nährstoffgehalt untersucht und ihre Verdaulichkeit mit Hilfe von Literaturangaben bestimmt. Von jedem Gemelk wurde die Menge und der Fettgehalt festgestellt. Die Tiere wurden wöchentlich am gleichen Tage und zur gleichen Stunde gewogen.

6. Die Untersuchungen erbrachten:

a) Es bestehen Beziehungen zwischen Futteraufnahme, Leistung, Körpergewicht sowie Größe des Verdauungsraumes der Tiere. Die in der Periode nach dem Kalben täglich aufgenommenen Höchstmengen an Futter schwanken zwischen 16,6 und 23,6 kg Trockenmasse der beiden extremen Tiere. Bei einigen Tieren werden die erwarteten Mengen erheblich über- und unterschritten. Die von SVOBODA[68] angegebenen täglichen Futtermengen sind geeignet, den Bedarf eines Tieres bei bestimmtem Gewicht und bestimmter Leistung zu kennzeichnen. Die Untersuchung der Freßgeschwindigkeiten ergab, daß die Futteraufnahme bei den Tieren sehr unterschiedlich ist. Als einheitlicher Ausdruck für die

Freßgeschwindigkeit wird die in der Minute aufgenommene Trockenmasse verwendet (kg Tr. M ./Min.)· Von den beiden extremen Tieren wurde das Futter mit 0,054 und 0,150 kg Tr. M./Min. aufgenommen. Trotz auftretender täglicher Schwankungen in der Futteraufnahme lassen sich bei den Tieren Freßgeschwindigkeiten feststellen, die für jedes Tier charakteristisch sind. Die Futteraufnahme kann durch Verbildung der Kauwerkzeuge anscheinend beeinträchtigt werden (Tier Nr. 13). Die Freßgeschwindigkeit läßt sich mit Hilfe einer Taschenuhr bei einem einheitlichen Futtermittel schon in kurzen Versuchen von etwa 2 Wochen feststellen. Mit der ermittelten durchschnittlichen Freßgeschwindigkeit ist bei jedem Tier gleichzeitig die Fähigkeit und das Bedürfnis zur Futteraufnahme bei einem einheitlichen Futtermittel gekennzeichnet. Eine Veränderung der durchschnittlichen Freßgeschwindigkeit beim Wechsel der Futtermittel oder bei anderen Einflüssen zeigt gleichzeitig ein verändertes Mengenbedürfnis des betreffenden Tieres an.

b) Die in einer Minute aufgenommene Menge an Trockenmasse eines Futtermittels ist ein brauchbarer Maßstab zur Bestimmung der Freßlust eines Tieres und zur Untersuchung gewisser Einflüsse auf die Futteraufnahme. Mit dem Maßstab kg Tr. M./Min. ist es möglich, Tiere in ihrer individuellen Freßlust zu vergleichen.

c) Ein Einfluß von Futterneid konnte bei Einzelfütterung nicht festgestellt werden. Es ist sogar anzunehmen, daß ein derartiger Einfluß durch Einzelfütterung beseitigt wird. Mit steigender Trächtigkeit sinkt die Freßlust in den letzten 4 Wochen vor dem Kalben ständig ab. Nach dem Kalben ist der Anstieg bei den Tieren recht unterschiedlich. Die Freßlust wird in gleichem Maße mit laufender Futteraufnahme bis zur Sättigung verringert, bis das Fressen eingestellt wird. Eine veränderte Umwelt scheint bereits innerhalb eines Betriebes einen vermindernden Einfluß auf die Freßlust auszuüben, der längere Zeit anhalten kann. Bei den Futtermitteln konnte eine Rangfolge der Beliebtheit festgestellt werden. Bei Silage genügt die Kennzeichnung der Schmackhaftigkeit durch die chemische Untersuchung nicht. Durch Mischen von Futtermitteln unterschiedlicher Beliebtheit ist ein Einfluß auf die Freßlust auszuüben, der größer ist, als es der Anteil des gern gefressenen Futtermittels erwarten läßt. Futterzusatzstoffe können einen vermindernden (Kalk) bzw. steigernden Einfluß (Fenchel) während einer unbestimmten bzw. kürzeren Zeit auf die Freßlust ausüben. Anscheinend übt auch die Form der Futtermittel (Lüneburger Herdbuchfutter) einen Einfluß auf die Freßlust aus. Bei einem Futtermittel von 225 g Trockenmasse im kg ist eine sättigende Wirkung des Wassers festzustellen.

d) Es bestehen enge Zusammenhänge zwischen Freßlust und Gesamtfutterverwertung bei Milchkühen. Bei schweren Tieren wirkt sich eine verminderte Freßlust besonders nachteilig auf die Gesamtfutterverwertung aus. Zusammenhänge zwischen Freßlust und physiologischer Futterverwertung konnten nicht festgestellt werden.

7. Die geringe Anzahl der Versuchstiere, die Prüfung der Freßgeschwindigkeiten bei verschieden hohen Futtergaben und die Problematik bei der Volumenberechnung des Verdauungsraumes, sowie das ungewohnte Futtermittel beim Höchstaufnahmeversuch mit Schnitzeln lassen nicht bei allen Ergebnissen feste Schlüsse zu.
8. Der Begriff „kg Tr. M./Min.“ scheint zur Kennzeichnung der Freßlust geeignet zu sein, wenn eine einheitliche Durchführung der Versuche gegeben ist. Es wird vorgeschlagen, die Tiere mit 20 kg geschnittenen Rüben und 4 kg Trockenschnitzeln in einer Tagesration von 14 bis 16 kg Trockenmasse zu füttern. Bei dieser Fütterung sind sie zwischen dem 3. und 7. Monat vor dem nächsten Kalben 21 Tage lang jeweils zur 1. täglichen Futterzeit auf ihre Freßlust zu prüfen.

   Sollten Jungtiere die gleichen Unterschiede in der Freßlust aufweisen und in ihrem Leben beibehalten, wie sie bei Kühen festgestellt werden konnten, so ist anzunehmen, daß bei einigen Tieren die Futteraufnahme nicht von Leistung und Körpergewicht, sondern von der Freßlust begrenzt wird. Es wäre dann möglich, Tiere mit schlechter Freßlust und damit ungenügenden Voraussetzungen für eine gute Gesamtfutterverwertung rechtzeitig von der Zucht auszuschließen.

Für die praktische Fütterung ist nach den Ergebnissen Folgendes beachtenswert:

Die Reihenfolge der Fütterung in der Vorbereitungszeit vor dem Kalben sollte gewechselt und die höchsten Futter- und Mineralstoffgaben zu Beginn der Trockenperiode verabreicht werden. Die individuelle Einzelfütterung ist in jedem Falle der Gruppenfütterung vorzuziehen. Die Futteraufnahme kann durch Mischen von Futtermitteln unterschiedlicher Beliebtheit gesteigert werden. Mit künstlichen Aromastoffen ist bei normalen Futtermitteln keine wesentliche und vor allem rentable Steigerung der Futteraufnahme möglich.

X. Literaturverzeichnis

1 A. I. D.: Die Deutsche Landbauforschung, Heft 49. Aus dem Institut für Betriebswirtschaft der Forschungsanstalt für Landwirtschaft, Braunschweig-Völkenrode (S. 63).

2 Arbeiten der Deutschen Landwirtschaftsgesellschaft: Futterwerttabellen der DLG, Deutsche Landwirtschaftsgesellschaft Verlags-G. m. b. H., Frankfurt/Main, Bd. 17, 1952.

3 BACHNER, Die Betonung der Fleischleistung. Neue Mitteilungen der DLG 5, 398 (1950).

4 BAYER, E.: Beiträge zur Zweikomponententheorie des Hungers. Zeitschrift für Psychologie. 112, 1 (1929).

5 BIEDERMANN, F. O.: Untersuchungen über Gesamtfutterverwertung und physiologische Futterverwertung bei Milchkühen und deren Beziehung zu Leistung und Gewicht. Diss. Gießen 1951.

6 BLAU, G.: Milchleistung, Milchleistungswerte und Futterverwertung in der Kurh.-Wald. Rotbuntzucht, Diss. Gießen 1948.

7 BRODY, S.: Bioenergetics and Growth. Reinhold, New York, 1945.

8 BRÜGGEMANN, H.: Ein Beitrag zur Futtervolumenfrage bei wachsenden Rindern, gleichzeitig eine Studie über die Aufzucht des Rindes. Biedermanns Zentralblatt. 10, 296 (1938).

9 BÜNGER, H.: Futteraufwand und Futterausnutzung. Neue Mitteilungen der DLG. 1, 167 und 183 (1946).

[10] derselbe: Fütterungsmaßnahmen zur Hebung der Leistung in der Milchvieh- und Schweinehaltung. Züchtgskde. Bd. 15, 237 (1940).
[11] derselbe: Kann man die Milchleistung im Verlauf einer Laktation mit einiger Zuverlässigkeit im Voraus bestimmen und kann man aus dem Verlauf der Laktation zuverlässige Schlüsse auf die Richtigkeit der Fütterung ziehen? Tierzüchtung und Züchtungsbiol. Bd. 58, (1950).
[12] CARL, G.: Aus der Praxis — für die Praxis. 25 Jahre Lehr- und Versuchsanstalt für Viehhaltung, Echem. Lühmann, Hamburg-Harburg Land 23 — 25.
[13] CLAUSSEN, H.: Die Futterverwertung der Milchkühe unter Berücksichtigung von Leistung und Futtermenge. Züchtkde. Bd. 7, 335 (1932).
[14] DEICKE, J.: Tierzucht und Fütterung in der Landwirtschaft der Vereinigten Staaten von Nordamerika. Verlag Paul Paray, Berlin (1929).
[15] DITTMAR, H.: Futterverwertung und Nährstoffbedarf ostpreußischer Leistungskühe. Tierernährg. u. Tierzucht Bd. 2, 215 (1930)
[16] Deutsche Schäfereizeitung, Die Macht der Gewohnheit. Nr. 10, 45/1. (1953).
[17] D. A. V., Faustzahlen für die Landwirtschaft. Deutscher Ammoniakvertrieb, Bochum (1951) S. 24.
[18] EHRENBERG, P. und SCHULZ, A.: Zur Temperaturfeststellung im Milchviehstall. Züchtkde. Bd. 9, 105 (1934).
[19] FISSMER, F. E.: Beiträge zur Frage der Sättigung bei der Milchkuh. Tierernährg. und Futtermittelkde. Bd. 5, (1941).
[20] FORBES, E. B. und KRISS, M.: Der Energiewechsel des Rindes in Beziehung zur Größe der Nahrungsaufnahme. Tierernährg. Bd. 4, 215 (1932).
[21] Gesellschaft für Leistungsfutter m. b. H., Köln. Keine Aufzuchtschwierigkeiten mehr durch das zuverlässige „Procomine" S. — Gesellschaft für Leistungsfutter m. b. H., Köln/Rh., Ehrenstraße 81.
[22] GROH: Es sind noch beträchtliche Reserven vorhanden. — Mitteilg. d. DLG., 67. Jahrgg., Heft 36 (1952).
[23] HANSEN, J.: Lehrbuch der Rinderzucht. 2. und 3. Auflage, Paul Parey, Berlin (1922).
[24] derselbe: Lehrbuch der Rinderzucht, 4. völlig umgearbeitete Auflage, Paul Parey, Berlin (1927).
[25] HARRACH: Über die Arbeitsproduktivität in der Landwirtschaft und die Methoden zu ihrer Erfassung. Diss. Göttingen 1950.
[26] HASSELBACH, W. v.: Die Landwirtschaft in der deutschen Volkswirtschaft. — Mitteilg. d. DLG., 67. Jahrgg., Heft 45, S. 817.
[27] HENRICHS, A.: Alte Kühe — höhere Reinerträge. — Neue Mitteilungen 5, 489 (1950).
[28] derselbe: Wirtschaftlichkeit der Rindviehhaltung nur ein angemessenes Verhältnis Vieh zur Futterfläche. — Arbeiten d. DLG. 4 (1949).
[29] HINRICHSEN, J. K.: Langlebigkeit beim Angler Rind. — Diss. Gießen 1949.
[30] ILANCIC, D.: Beitrag zur Frage der Schädlichkeit hoher Eiweißgaben in der Milchviehfütterung. Diss. Berlin 1937.
[31] KELLNER, O.: Grundzüge der Fütterungslehre. 11. völlig neubearbeitete Auflage, Paul Parey, Berlin und Hamburg (1952).
[32] KIRSCH: Fütterungsniveau und Leistung. Fachverband der Futtermittelindustrie, Hamburg 1, Möckebergstr. 25, S. 5, (1948).
[33] KRIZENECKY, J.: Zur Frage der Bestimmung der relativen Nutzleistung bei Milchkühen. Züchtkde. 16, 225 (1941).
[34] KRÜGER, L.: Erzeugungskosten und Arbeistlöhne im Milchviehstall. — Mitteilg. d. DLG., 67. Jahrgg., Heft 21.
[35] derselbe: Leistungen, Leistungsprüfungen und Eigenschaftsforschung in der Tierzucht Sonderdruck Biol. Generalis IX (1939).
[36] derselbe: Beiträge zur theoretischen Erbanalyse und praktischen Zuchtwahl nach physiologischen Eigenschaften, untersucht an der Milchleistung. — Habilitationsschrift Breslau 1934.
[37] LEHMANN, F.: Die Lehre vom Ballast. — Tierernährg. und Futtermittelkde., Bd. 5, 155 (1941).
[38] LUSH, J. L.: Animal Breeding Plans. The Iowa State College Press 1949.

[39] LUTHMANN, TH.: Über den Einfluß des Alters beim ersten Kalben auf die spätere Leistung, untersucht an Niederungs- und Höhenvieh-Kühen des Deutschen Rinderleistungsbuches (RL). Züchtkde. Bd. 16 (1941).

[40] MANGOLD, E.: Die Verdauung bei den Nutztieren. — Akademie-Verlag Berlin 1950.

[41] MAYMONE, B. und SIREANA, C.: Die normalen Lebendgewichtsvariationen bei Rindern. Tierzüchtg. und Züchtungbiol. 18, 63 (1930).

[42] MAIER-BODE, Produktionsmöglichkeiten der deutschen Landwirtschaft, ihre Bedeutung für Land- und Stadtfrauen. Mitteilg. d. DLG., 67. Jahrgg., Heft 40, S. 713.

[43] MEYER, FRIEDR.: Eingliederung der ostdeutschen Landwirte in den Produktionsprozeß. Mitteilg. d. DLG., 67. Jahrgg., H. 27, S. 481.

[44] MØLLGAARD, HOLGER: Grundzüge der Ernährungsphysiologie der Haustiere. — Paul Parey, Berlin 1931.

[45] MURAY, A.: The food capacity of cattle. Die Futteraufnahmefähigkeit des Rindviehes. The Journal of Agricultural Science 1926, Bd. 16, Heft 4, S. 574.

[46] MÜLLER, W.: Untersuchungen über die Bedeutung der Freßlust und der Futteraufnahme in ihrer Auswirkung auf die Milchleistung der Kühe. — Diss. Gießen 1953.

[47] NEHRING, Lehrbuch der Tierernährung und Futtermittelkunde. 2. Auflage. Neumann, Radebeul und Berlin.

[48] NICOLAISEN, W.: Sicherung und Steigerung der tierischen Erzeugung, ein betriebswitschaftliches Problem, Züchtungskde. 15, 377 (1940).

[49] POPOFF, J. S.: Einfluß reichlicher Fütterung während der Trockenzeit auf den Milchertrag. Tierzucht und Züchtungsbiol. Bd. 10, 293 (1927).

[50] RIES: Arbeitswirtschaftliche Probleme und technische Hilfsmittel der Betriebe mit vorwiegender Stallfütterung. Vortrag auf der K. T. L.-Tagung am 25. 11. 1952 in Hannover.

[51] RINECKER: Die Notwendigkeit einer intensiven Futterberatung. — Mitteilg. d. DLG., 67. Jahrgg., H. 46, (1952) S. 846.

[52] SCHADE, C. H.: Krippenunterteilung für Einzelfütterung im Kuhstall. — Mitteilg. d. DLG, 68. Jahrgg., Heft 2, (1953).

[53] SCHARRER, K.: Die physiologisch-chemischen Grundlagen der tierischen Ernährung. Verl. Aug. Lutzeyer, Minden/Westf.

[54] SCHMIDT, J.: Wiederaufbau der deutschen Tierzucht. Mitteilg. d. DLG., 67. Jahrgg., Heft 18, S. 291.

[55] SCHMIDT, J., V. PATOW, KLIESCH: Züchtung, Ernährung und Haltung der landwirtschaftlichen Nutztiere. 6. Aufl. Paul Parey, Berlin.

[56] SCHMIDT, J., LAUPRECHT, E., WINZENBURGER, W.: Untersuchungen an Niederungskühen des Deutschen Rinderleistungsbuches. — Landw. Jahrbuch Bd. 76, 626 (1932).

[57] SCHMIDT, J., LAUPRECHT, E., STEGEN, H.: Untersuchungen an Kühen des Deutschen Rinderleistungsbuches. — Landw. Jahrbuch Bd. 72, 933 (1930).

[58] SCHNEIDER, K TH.: Die deutschen Rinderzüchter — Schrittmacher für die Landeszucht. Mitteilg. d. DLG., 67. Jahrgg. H. 18.

[59] SECKER, W.: Untersuchungen über die Futterverwertung bei Milchkühen und eine Methode zu ihrer Erfassung und Auswertung. Diss. Gießen 1950.

[60] STAFFE, A.: Haustier und Umwelt. Klima, Wetter, Saison, Übung, Haltung und Nahrung in ihrem Einfluß auf die Lebensvorgänge der Haustiere. Verl. Paul Haupt, Bern (1948).

[61] STAMPA, S.: Ein Beitrag zur Futterverwertung. Kritische Verarbeitung der bisherigen Versuchsergebnisse. Diss. Gießen 1953.

[62] SVOBODA: Das Sättigungsproblem bei der Milchviehfütterung. — XI. Milchwirtsch. Weltkongreß, Bd. 1, 168, Berlin (1937).

[63] SWETT, MATTHEWS und FOHRMANN: Die Entwicklung des Foetus bei der Milchkuh. Ref. Milchwiss. 5, 61 (1950).

[64] VOGEL, H. und NIX, E.: Untersuchungen über die Körperentwicklung, Futteraufnahme und Futterverwertung beim roten Höhenvieh. — Züchtungskde. Bd. 15, 1 (1940).

[65] WEINBUCH: Weinbuchs Rezeptbuch zu Eigenspezialitäten. Selbstverl. Ulm/Donau-Höflingen, Ochsengasse 42, (1952).

[66] WITT, M.: Die Körperentwicklung, Futteraufnahme und Futterverwertung beim schwarzbunten Tieflandrind. — Kühn-Archiv, Bd. 31, (1939) Paul Parey, Berlin.
[67] derselbe: Nah- und Fernziele der deutschen Tierzucht. Mitteilg. d. DLG., 67. Jahrgg., Heft 18, S. 301.
[68] WOERMANN, E.: Die betriebs- und arbeitswirtschaftliche Bedeutung der Futterwirtschaft. — Vortrag auf der K.T.L.-Tagung am 25. 11. 1952 in Hannover.
[69] derselbe: Sicherung und Steigerung der tierischen Erzeugung, ein betriebswirtschaftliches Problem. Züchtungskde. Bd. 15, 277 (1940).
[70] ZORN, W. und SCHNEIDER, K. TH.: Milchleistungsanlagen bei rasselosen Milchkühen. — Landw. Jahrbuch 75, 311 (1932).
[71] ohne Verfasser: Der Tierzüchter, Nr. 3, vom 5. 2. 1953, S. 63.

FSC
www.fsc.org
MIX
Papier | Fördert
gute Waldnutzung
FSC® C083411

Zeitfracht Medien GmbH
Ferdinand-Jühlke-Straße 7
99095 Erfurt, Deutschland
produktsicherheit@kolibri360.de